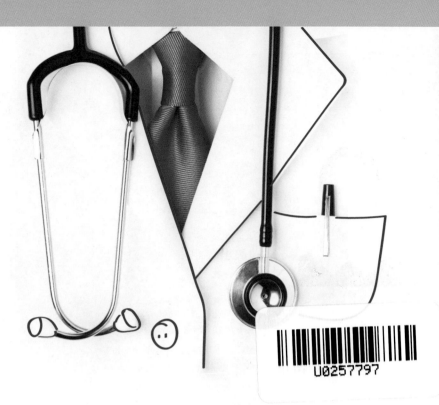

肠造口相关并发症的
护理及案例分享

主　编◎王　静

副主编◎范志敏　杨亚平　方莉娜

编　者（以姓氏笔画为序）

王　静　方莉娜　卢荣红

吕桂芬　庄颖敏　刘祝红

孙　洁　杨亚平　李　凤

宋晓园　张　蕙　陈文婷

陈益清　陈慧廷　范志敏

金小芳　桑莉莉

复旦大學 出版社

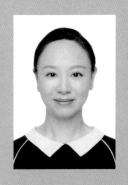

王 静

同济大学附属杨浦医院护理部主任

护理教研室主任

硕士生导师

国际造口治疗师

国际淋巴水肿治疗师

中华护理学会伤口造口失禁专业委员会青年委员会副组长、中国医师协会造口伤口专业委员会副主任委员、中国康复医学会修复重建专业委员会创面治疗（护理）专业委员会副主任委员、国际伤口治疗技术协会（IWHTA）委员、中国医疗保健国际交流促进会创面修复与再生分会委员、中国医药教育协会护理专业委员会委员、上海医师协会护理管理专业委员会委员、中国医疗保健国际交流促进会糖尿病足病分会护理学组委员、上海市护理学会理事、《上海护理》杂志编委、上海市护理学会造口伤口失禁专业委员会委员、上海市质控中心专家库成员、上海市杨浦区护理学会秘书长、上海市杨浦区护理质控组组长、上海国际造口学校及上海市护理学会伤口适任班讲师。

主编出版了《慢性伤口护理及案例分享》《肠造口护理指引》《伤口护理指引》等专著17本，主持省部级及上海市卫计委课题5项，拥有40余项国家专利、6项版权作品、5项软件著作，曾多次获得上海市护理工作改进成果奖，是杨浦区"百医登高"、上海市"优秀护理人才"培养项目的培养对象。2018年荣获上海市卫生系统最高荣誉奖"左英护理奖"，2020年被评为上海市先进工作者。

前　言

随着肠道外科的发展，肠造口术的实施也日益增多，已成为挽救生命、延续生命和改善生活质量的重要手段。如果肠造口护理不当，很容易发生诸多并发症。目前临床护理人员对正常肠造口的护理能力尚可，但在发生并发症后护理人员的处置能力则有待进一步提高，因此严重影响了肠造口患者术后的生活质量。

随着社会发展和国民生活水平的日益提高，肠造口患者对其造口问题越来越关注，他们迫切需要获得肠造口专业护理人员的帮助，以提升其生活质量。因此，护理人员需重视专科知识的学习，掌握肠造口相关并发症的预防和处理方法。

为了适应患者的需求，提高肠造口专科护士的造口相关并发症的护理水平，我们编写了《肠造口相关并发症的护理及案例分享》一书。本书分为上下篇：上篇为理论篇，重点讲解了肠造口的概论、8 项肠造口并发症及 12 项肠造口周围并发症的护理知识；下篇为实践篇，结合 50 例案例，分享我们在肠造口相关并发症方面的护理经验。

由于编写时间仓促，本书的编写可能存在诸多不足之处，衷心希望读者提出宝贵意见。我们将在今后的临床实践中不断完善。

王　静
同济大学附属杨浦医院伤口造口护理团队
2020 年 10 月

Contents》

目 录

第一篇 肠造口概论与案例解析

第二篇　漫画宣教与专利创新

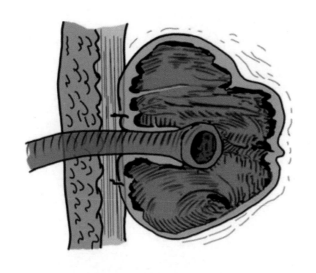

第一篇

肠造口概论与案例解析

第一章

肠造口概述

第一节 小肠的解剖及生理功能

小肠是消化吸收的重要场所,摄入的食物在小肠内经胰液、胆汁和小肠液的化学性消化及小肠运动的机械消化后完成消化过程,而食物中的营养物质被小肠黏膜吸收后通过门静脉进入肝脏。

一、小肠肠壁的基本组织结构

小肠壁分为4层,即黏膜层、黏膜下层、肌层和浆膜层。

1. **黏膜层** 黏膜层黏膜向肠腔内隆起形成环状襞,该襞在空肠内密而高,走向回肠远端则变低而减少。黏膜表面有大量小的突起,称为小肠绒毛。这些绒毛表面覆有肠上皮,中间为黏膜固有层,其中有中央乳糜管、毛细血管网、平滑肌束和神经纤维。肠上皮由柱状细胞、杯状细胞和内分泌细胞所构成,其中柱状细胞约占90%,因具有吸收功能,又称为吸收细胞,是肠上皮的主要功能细胞。吸收细胞的游离面有大量密集的微绒毛,构成上皮细胞的纹状缘,这些环状襞、绒毛和微绒毛使小肠的吸收面积扩大约600倍。杯状细胞的功能是合成与分泌黏蛋白。在绒毛下固有层有肠腺,其顶端开口于绒毛之间的黏膜表面。肠上皮除有柱状细胞和杯状细胞外,其底部还有帕内特(Paneth)细胞和未分化细胞。Paneth细胞分泌的溶菌酶有助于控制肠道细菌,未分化细胞可以增殖分化、修复肠上皮。肠上皮细胞每分钟更新数百万个,更新周期为3~7天。在固有膜的网状结缔组织间隙中有很多淋巴细胞,包括T淋巴细胞、B淋巴细胞、浆细胞和巨噬细胞等,因此小肠具有重要的免疫功能。小肠的内分泌细胞散在分布于肠腺和绒毛上皮细胞间隙。

2. 黏膜下层　黏膜下层由蜂窝结缔组织组成,含有血管、淋巴管及神经丛。

3. 肌层　肌层的外层是纵形肌,内层是环肌,两层之间有肌肉及神经丛,越接近结肠其肌层越薄。

4. 浆膜层　浆膜层是空肠和回肠的外膜,包被小肠后与小肠系膜相连。

二、小肠的解剖

小肠由十二指肠、空肠、回肠 3 个部分组成,全长 4～6 m,上起胃幽门,下连盲肠。十二指肠位于右上腹,是小肠的起始部分,全长为 25～30 cm,起自胃的幽门,下连空肠,呈 C 字形包围着胰头,可分球部、降部、水平部和升部 4 个部分。

十二指肠球部长约 5 cm,至胆囊颈的后下方,急转成为降部,转折处为十二指肠上曲。幽门距十二指肠球部约 2.5 cm,该段肠管称为十二指肠球,因其肠壁较薄且黏膜面较光滑,是十二指肠溃疡的好发部位。十二指肠降部由十二指肠上曲沿右肾内侧缘下降至第 3 腰椎水平,弯向左侧,长 7～8 cm,转折处称为十二指肠下曲。降部左侧紧贴胰头,此部的黏膜有许多环状襞,其后内侧壁有胆总管沿其外面下行,致使黏膜呈略凸向肠腔的纵行隆起,称为十二指肠纵襞。纵襞的下端为圆形隆起,称为十二指肠大乳头,是胆总管和胰管的共同开口。胆总管和胰管在此处组成肝胰壶腹。十二指肠大乳头附近有一壶瓣,可以关闭胆总管或胰管,引起相应疾病。大乳头稍上方,有时可见十二指肠小乳头,这是副胰管的开口之处。十二指肠下曲起始向左横行至第 3 腰椎左侧,该段称为十二指肠水平部,长约 10 cm。肠系膜上动脉与肠系膜上静脉紧贴水平部前方下行。肠系膜上动脉夹持的部分胰腺组织,称为钩突。

十二指肠升部自第 3 腰椎左侧向上,到达第 2 腰椎左侧急转向前下方,长 2～3 cm,转折处形成十二指肠空肠曲,移行为空肠。十二指肠空肠曲由十二指肠悬韧带连于右膈脚。十二指肠悬韧带是空肠的起始标志,空肠和回肠从十二指肠空肠曲延伸至回盲部与盲肠相接。空肠和回肠长度约为 7 m,由于持续肌张力的存在,小肠长度明显缩短,测量时仅约 3 m。

空肠和回肠位于腹膜腔内,表面由腹膜包被,因此空肠和回肠属于腹膜内器官。腹膜包被肠管后形成小肠系膜,附着于腹后壁,附着处为系膜根部。系膜根部起自第 2 腰椎左侧,然后向右下斜行于右骶髂关节前方,长约15 cm,此长度远比小肠长度短,中部较长,最长约为 25 cm。系膜有多处折叠,是小肠形成的多个肠襻,具有高度活动性。

空肠和回肠的形态结构并不完全一致,但两者间常无明显解剖学标志,变化是逐渐发生的。一般将近段 2/5 的小肠称为空肠,主要是位于上腹部;远端 3/5 的小肠称为回肠,主要分布于下腹部及骨盆腔。空肠虽然较短,但由于其内的黏膜皱襞远较回肠高而密,黏膜表面积远大于回肠,是消化吸收的主要部位。靠近起始处的空肠与靠近末端的回肠在形态上有许多区别,空肠由于黏膜皱襞高而密,故壁厚,而回肠则相反。小肠的肠腔由十二指肠至回肠逐渐变小。空肠和回肠的肠系膜及其血管在形态上也有很大差别。空肠的肠系膜内脂肪少,其分布多局限于靠近肠系膜根部,故靠近肠壁处系膜内的血管襻清晰可见,血管弓大而疏,分级少,从肠系膜根到肠壁只有 1～2 级血管弓,直血管较长;回肠的肠系膜从根部到肠壁均有脂肪,故肠系膜内的血管弓不易见,透过光线可见血管弓小而密,从根部至肠壁有 3～4 级血管弓,直血管较短。空肠和回肠的血液供应来自肠系膜上动脉,该动脉起源于腹主动脉,约在腹腔动脉干开口处下方 1 cm 处分出,向下行越过胰钩突及十二指肠横部前方进入小肠系膜,再向右斜行至右髂窝,在该处与自身的分支回结肠动脉相吻合。自肠系膜上动脉左侧发出 10～20 个小肠动脉,这些动脉在小肠系膜内再分支,彼此吻合形成动脉弓,自动脉弓再发出直支到达肠壁。

空肠和回肠的淋巴管起始于小肠绒毛的中央乳糜管,当小肠对食物进行消化时,其中含有乳白色的乳糜液。黏膜及浆膜下层有丰富的淋巴管彼此吻合相通形成淋巴管网,然后汇入肠系膜淋巴管和淋巴结。肠系膜淋巴结数目不等,为 100～200 个,分为 3 组:①肠系膜周围淋巴结,近小肠系膜缘分布;②肠系膜中间淋巴结,沿空肠、回肠动脉支周围分布;③肠系膜根部淋巴结,沿着肠系膜上动脉主干分布。淋巴液经过肠系膜淋巴结和淋巴管汇入到腹主动脉周围淋巴结,最终注入乳糜池。小肠淋巴系统是小肠恶性肿瘤重要的转移途径,因此在小肠肿瘤的手术中应根据不同情况清扫淋巴结,阻断恶性肿瘤的转移途径。

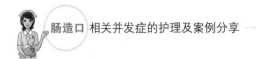

三、小肠的生理功能

(一) 消化功能

消化功能是小肠主要的功能之一,小肠运动包括紧张性收缩、分节运动和蠕动,并有蠕动冲与逆蠕动,迷走神经传出的冲动对整个小肠具有兴奋作用,交感神经对小肠运动起抑制作用。小肠壁的神经丛对小肠运动也具有调节作用。食物的理化因素可刺激肠黏膜感受器,首先引起纵行肌收缩,继而影响环行肌活动。体液因素中,5 -羟色胺起神经递质作用,增强小肠运动;幽门窦分泌的胃泌素、促胰酶素等可加强小肠运动。小肠各种形式的运动可以完成对食物的研磨、混合、搅拌等机械性消化功能。小肠腺分泌的小肠液与小肠内胆汁、胰液共同完成食物的化学性消化功能。

(二) 吸收功能

小肠是主要的吸收器官,小肠内的绒毛是吸收营养物质的主要部位。小肠绒毛璧和毛细血管壁都很薄,由一层上皮细胞构成,从而使营养物质很容易被吸收入血。小肠绒毛内部有毛细血管网、毛细淋巴管、平滑肌纤维和神经网等组织。平滑肌纤维的舒张和收缩可使绒毛做伸缩运动和摆动,绒毛的运动可加速血液和淋巴的流动,有助于吸收。小肠腔内的各种消化液使食物变成乳糜状,再经消化液中各种酶的作用,使食物中的淀粉最终分解为葡萄糖,蛋白质最终分解为氨基酸,脂肪最终分解为甘油和脂肪酸。这些物质和水分在小肠黏膜上皮细胞的腔面膜和底膜(或侧膜),通过自由扩散、协助扩散、主动运输、胞吐和胞吞等作用,最后吸收进入血液和淋巴,而食物残渣、部分水分和无机盐等借助小肠的蠕动被推入大肠。

(三) 分泌功能

除消化吸收外,小肠还具有分泌功能,分泌功能主要是由小肠壁黏膜内的腺体(十二指肠腺和肠腺)完成的。正常人每天分泌 1～3 L 小肠液。小肠液的成分比较复杂,主要含有多种消化酶、脱落的肠上皮细胞,以及微生物等。所含有的各种消化酶包括肠激活酶、淀粉酶、肽酶、脂肪酶,以及蔗糖酶、麦芽糖酶和乳糖酶等,这些酶对于各种营养成分进一步分解为最终可吸收的产物具有重要作用。小肠液的分泌受多种因素的调节,其中食团及其消化产物对肠黏膜的局部刺激(包括机械性刺激和化学性刺激),通过肠壁内神经丛的局部反射而引起小肠液的分泌。小肠液的作用主要是进一步分解糖、脂肪、蛋白质,使它们成为可吸收的物质。同时,大量的小肠液可以稀释消化产物,使其渗透压下降,从而有利于吸收。

四、回肠造口术对小肠解剖及生理功能的影响

回肠造口术适用于结肠穿孔或结肠损伤。在修补结肠病变后做暂时性回肠造口术,可使结肠得到充分休息,保证结肠病变顺利修复,减少结肠瘘的发生。回肠造口也可用于家族性腺瘤性息肉病、溃疡性结肠炎、克罗恩病及结肠憩室等疾病的治疗,一般选择性做回肠永久性造口术。肠造口术后不仅患者心理变化较大,消化道功能也会发生相应的改变。了解这些变化,有利于患者克服心理恐惧,适应术后生活,及时有效地纠正造口术对消化道功能的负面影响,减少或避免造口术并发症。

(一)细菌环境

回肠造口术后,回肠内细菌丛的组成与大肠相似。造口术末端回肠细菌数量增加约 80 倍,大肠埃希菌亦较正常回肠多见。但是,回肠造口术排出液中细菌数量较正常大便少。其中葡萄球菌、链球菌及真菌增加,脆弱拟杆菌少见。

(二)肠道的运动功能

肠道的运动功能是指回肠造口术患者的消化道运输时间。术后患者的胃内容物排空速度一般没有改变,但胃肠运输时间较正常人明显延长。因为全结肠切除、回肠造口术后,小肠的运动速度减慢,可能与结肠切除术后近端小肠肠管代偿性肥厚,使吸收面积增大有关。

(三)代谢

肠内水分的吸收取决于小肠液内溶质经上皮细胞的转运功能。其中,钠的主动转运是决定小肠吸收水分的重要因素。回肠造口术后适应良好的患者不会出现体内电解质丢失过多等不良后果,这类患者排出液中往往是低钠、高钾,这是醛固酮水平的增高参与了回肠液组成的调节,是机体对慢性盐分丢失的一种适应性调节作用。食物中钠含量减少时,可引发利尿作用,减少肾钠的排出,使回肠钾的排出增加,以维持两种离子正常的血浆浓度。据资料显示,一般情况下,在无并发症的回肠造口术患者少有低钾血症,经回肠造口排出的钾为每天 6～12 mmol。慢性失盐时,回肠钾的分泌量

增加,以最大限度地在回肠内进行钠-钾交换。每天经回肠造口术排出液丢失的钠约为每天 60 mmol(正常人为每天 2~10 mmol)。禁食情况下,造口术后钠丢失量平均约为 1 mmol/h,进食后可增加至 4 mmol/h。在已适应回肠造口术的患者中,低钠并出现明显症状的情况并不多见。回肠造口术一般无明显钙、镁的丢失。但是,回肠广泛切除后会导致食物中钙吸收不良及胆盐和维生素 D 的代谢紊乱。

(四) 营养

患者的营养状况与其对回肠造口术后的适应能力有关。正常情况下,营养物质摄入后经小肠吸收,末端回肠是胆盐吸收的主要部位。回肠造口术后患者有时会发生渗透性腹泻或脂肪泻,这与胆盐的吸收不良或胆盐储存量减少进而导致脂肪吸收不良有关。同时,这也可引发糖类及蛋白质的吸收不良。每天适当增加水分、食物及矿物质的摄入,有利于保持体内营养环境的稳定。但回肠末端切除过多,即使加强营养摄入,脂肪的缺乏仍将难以弥补。虽然内因子主要在末端回肠吸收,但临床上维生素 B_{12} 吸收不良较少见于回肠造口术的患者。暂时性吸收不良可能与回肠内细菌的一过性改变有关,这种情况大多不需补充外源性维生素 B_{12}。若出现明显的顽固性维生素 B_{12} 缺乏,可能是因为回肠切除过多、远端肠梗阻或肠道菌落环境异常。

(五) 饮食

回肠排出量及稠度与进食和饮水有关。不过,饮水量增加并不一定导致回肠排出液大量增加,因大部分水分可经小肠吸收,并经尿液排出。食物的钠含量与肠道水分吸收相关,进而与造口术后排出量有一定关系,但不影响大便干重。葡萄汁及其他水果汁会增加大便湿重,卷心菜及其他食物纤维则增加粪便干重。要素饮食可使造口术后排出量减少。禁食可明显降低排出量,有时可少至 50~100 ml。回肠造口术后若突然无粪便排出并伴有腹痛及造口肿胀,应考虑到肠梗阻的可能。

(六) 排出量

造口术后早期回肠造口排出液较少且含较多胆汁,术后饮食从流质到半流质再到固体饮食,排出液由稀变稠,每天排出量也逐渐增多,至 10 天左右趋于平稳。在造口术后初期,小肠尚未完全适应时,每天进入结肠的排出量为 1 500~2 000 ml 液体,之后逐渐减少。若小肠已适应良好且造口功能良好时,每天排出量可维持在 200～700 ml。术后 6 个月,回肠造口排出液逐渐变少,排出液似 D 粥样黏稠,呈黄棕色,伴有食物颗粒。由于排出液中 90％ 为水分,故成形粪便比较少见。气体及粪便的排出是间歇性的,每天排出量可随饮食的改变而发生相应的变化。餐后回肠造口排出量较多、较快,感染、饮食不当及疾病复发(如克罗恩病)会导致排出量增加。

第二节 大肠的解剖及生理功能

大肠,由盲肠、阑尾、结肠、直肠和肛管共同组成,成为消化道的下段,是消化道的重要组成部分。它的主要功能是浓缩食物残渣,同时将食物残渣形成粪便并排出。

一、大肠肠壁的基本组织结构

结肠肠壁由内向外依次分为 4 层,即黏膜层、黏膜下层、肌层、浆膜层。

(一) 黏膜层

黏膜层分为上皮和固有层。

1. 上皮　为单层柱状上皮,含大量柱状细胞和杯状细胞;齿状线处移行为未角化复层扁平上皮。

2. 固有层　含丰富的肠腺和较多淋巴组织,肠腺开口于黏膜表面,呈直管状。

(二) 黏膜下层

黏膜下层为疏松结缔组织,含丰富的静脉血管。

(三) 肌层

肌层呈内环、外纵排列的两层平滑肌,其厚度不一致,内层肌较厚,外纵肌局部增厚集中形成 3 条结肠带,带之间的纵行肌较薄。结肠之间的环行肌可独立收缩,肛管的内环肌发达,称为肛门内括约肌。

(四) 浆膜层

浆膜层为结肠外面,大部分以间皮覆盖,间皮下面含有大量脂肪细胞,形成肠脂垂。

二、大肠应用解剖

大肠居于腹腔,围绕在空肠、回肠的周围,形成方框样结构。就外形来看,与小肠有明显的不同,大肠口径较粗,肠壁较薄。

（一）盲肠

盲肠为大肠起始的膨大盲端,位于右髂窝内,长 6～8 cm,向上通升结肠,向左连回肠。回肠与盲肠的连通口称为回盲口。口处的黏膜折成上、下两个半月形的皱襞,称为回盲瓣。此瓣具有括约肌的作用,可防止大肠内容物逆流入小肠。在回盲瓣的下方约 2 cm 处,便是阑尾的开口。

阑尾上端连接盲肠的后内壁,形似蚯蚓,故又称蚓突。阑尾下端游离,通常直径约 0.5 cm,长 2～20 cm。阑尾根部在体表的投影位置为重要的体表标志,其位于脐和右髂前上棘连线的外、中 1/3 交界处,称其为麦克勃尼（McBurney）点。急性和慢性阑尾炎时,按压右外侧下腹部此点可有压痛。

（二）结肠

盲肠和直肠之间的部分为结肠,按照其位置和形态,将结肠分为升结肠、横结肠、降结肠和乙状结肠。

1. 升结肠　长约 15 cm,是盲肠向上延续部分,自右髂窝沿腹后壁的右侧上升,至肝下方向左弯形成结肠右曲,移行于横结肠。升结肠后面借结缔组织附贴于腹后壁,故活动性较小。

2. 横结肠　长约 50 cm,起自结肠右曲,向左横行至脾处再向下弯成结肠左曲,移行于降结肠。横结肠全部被腹膜包被,并借横结肠系膜连于腹后壁,其中部下垂,活动性较大。

3. 降结肠　长约 20 cm,从结肠左曲开始,沿腹后壁的左侧下降,至左髂嵴处移行于乙状结肠。降结肠后面借结缔组织附贴于腹后壁,所以活动性较小。

4. 乙状结肠　长 40～45 cm,平左髂嵴处接续降结肠,呈"乙"字形弯曲,至第 3 骶椎平面续于直肠。空虚时,其前面常被小肠遮盖;当充盈扩张时,在左髂窝可触及。乙状结肠全部被腹膜包被,并借乙状结肠系膜连于左髂窝和小骨盆后壁,其活动性较大。

（三）直肠

直肠上端平第 3 骶椎处接续乙状结肠,沿骶骨和尾骨的前面下行,穿过盆膈,下端为肛门。其长为 15～16 cm,位于小骨盆内。直肠在盆膈以上的部分称为直肠盆部,盆部的下段肠腔膨大,称为直肠壶腹。直肠壶腹内面的黏膜,形成 2～3 条半月形的直肠横襞,其中位于直肠右侧壁的一条,大而恒定,距肛门约 7 cm,相当于直肠表面腹膜返折的水平。

（四）肛管

盆膈以下的部分缩窄称为肛管或直肠肛门部(图 1－2－1)。肛管上段的黏膜形成 6～10 条纵行的黏膜皱襞,称为肛柱。各柱的下端有半月形的小皱襞相连,称为肛瓣。在肛瓣与相邻两个肛柱下端之间形成隐窝,称为肛窦。各肛瓣与肛柱下端,共同连成锯齿状的环形线,称为齿状线,为皮肤和黏膜相互移行的分界线。齿状线以下光滑而略有光泽的环形区域,称为肛梳或痔环。

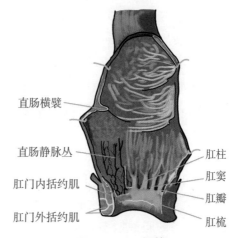

图 1-2-1 肛管

痔环和肛柱的深面有丰富的静脉丛,此丛如淤血扩张则易形成痔,在齿状线以上者称为内痔,以下者称为外痔。

三、大肠的生理功能

大肠的功能主要由结肠和直肠两部分的活动决定,通过结肠带的紧张性收缩和环行肌的局部收缩,形成结肠的紧缩皱褶和膨出。环行肌的收缩可移动,从而使原先舒张的区域收缩,原先收缩的区域舒张,收缩与舒张交替进行,如此发生结肠袋的"流动"。它相当于缓慢的蠕动波,其作用在于对肠内容物进行揉搓和促进水的吸收。大肠还具有一种进行快、移行远的蠕动功能,每日可发生 2～3 次。运动从结肠始端起,经大肠直达直肠,这种运动称为集团运动。直肠被集团运动推进的内容物所充胀,于是引起便意。结肠的主要生理功能是吸收水分、葡萄糖和无机盐,储存粪便。其中升结肠和部分的横结肠可以吸收葡萄糖和氨基酸,而降结肠和乙状结肠的主要功能为储存粪便。结肠还可以通过有规律的收缩蠕动,将粪便推向远端。结肠内含有大量的菌群,不仅可以抑制某些病原菌,可将纤维素分解为简单的、可被吸收的物质;同时,还可以利用肠内食物残渣合成维生素K、维生素B等。直肠的主要生理功能是受粪便的刺激,产生便意,并且辅助排便。

四、结肠造口对大肠解剖及生理功能的影响

结肠本身的主要功能为储存粪便,最后缓慢将粪便排出,很少分泌液体。粪便从右半结肠移行到左半结肠过程中,是由稀变稠的。回肠的内容物进入右半结肠时主要呈液体状。其在右半结肠内的充分混合对水及电解质的吸收非常重要。盲肠及升结肠通过一系列环状收缩使肠内容物在其腔内滞留,并进行碾磨,然后再通过较强的收缩作用将这些未完全成形的粪便推送至远端结肠。

（一）近端结肠造口

升结肠或近端横结肠造口将影响粪便的滞留时间及混合,进而影响结肠对水及电解质的吸收能力。此外,胆酸主要在结肠内吸收,回肠切除后进入结肠的胆酸增多,也可使结肠水及电解质的分泌量增加。因此,近端结肠造口时粪便的量较多,水和钠的含量较高,且排出无规律,不易控制。

（二）中段结肠造口

在中段结肠,其运动的特点是环状收缩可使粪便向远端推进并做来回往复的运动。与近端结肠造口相比,横结肠远端或降结肠造口的吸收面积更大,粪便可充分混合,可有效地吸收钠,并形成渗透梯度,便于水分的被动吸收。因此,中段结肠造口的液体排出量较近端结肠造口少。

（三）远端结肠造口

远端结肠造口,因大肠吸收功能多已发挥至尽,其排出量与正常人多无较大差异。远端结肠的主要功能是储存粪便并适时排出,此段肠管并不经常出现强烈收缩,每天仅出现1～2次,从而引发排便动作。粪便在远端结肠通常呈半固体或固体状态,由不被吸收的食物残渣及细菌组成。远端结肠或乙状结肠造口后,每天可出现1～2次排粪。结肠的灌洗可刺激结肠出现蠕动及集团运动,促使粪便排出。但是,每次排便时造口肠管会对周围腹壁

形成冲力,是引起造口旁疝发生的因素之一。结肠造口术后初次排便时,排出物多为黏液。此后大便量逐渐增多,排出不规则。至术后 10～14 天大便逐渐变稠。一般情况下,结肠造口术后的饮食不必限制,患者在自己的恢复中很快会知道哪些食物会增加粪便或气体的排出量。

第三节　造口手术的定义

造口一词,源于希腊语,意思是"口"或者"孔",是人体空腔脏器在体表外的非自然性开口。造口手术是由于消化系统或泌尿系统的一些疾病,需要通过外科手术对肠管进行断离、分离,将一端引出体表(肛门或尿道移至腹壁)形成一个开口(图 1-3-1),其目的是进行胃肠减压,减轻梗阻,保护远端肠管的吻合或损

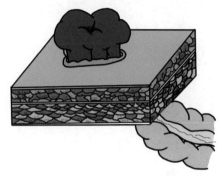

图 1-3-1　肠造口示意图

伤,使管道恢复通畅,维持器官系统的基本生理功能,甚至挽救患者的生命。

一、肠造口

肠造口是由于肠道疾病导致正常途径的排泄功能无法进行,为挽救患者生命而暂时或者永久性地通过手术使肠腔与腹壁相通,作为排泄的出口。

公元前 4 世纪 Praxagoras 第 1 个施行了肠管解压术,他切开结肠,排空内容物后又把肠子封闭,没有肠造口,其结果可想而知。直到 1976 年,法国一名在陆军和海军工作过的医生 Duret,为一个出生 3 天的先天性肛门闭锁的婴儿成功地施行了选择性腰部结肠造口术并取得成功,手术后患儿带着造口生活了 45 年。

肠造口根据造口持续时间,可以分为暂时性肠造口和永久性肠造口。暂时性肠造口是指将肠内容物暂时通过造口排出体外,以使"下游"或远端的肠管得以休息和愈合,保持肠道连续性、促进其功能恢复的目的。根据肠造口形式分为襻式肠造口、单管肠造口、双管肠造口。根据造口的目的分为空肠造口、回肠造口或结肠造口和减压肠造口。其中,空肠造口常用于肠道

营养支持;回肠和结肠造口则用于排除粪便;而减压肠造口可以根据病情可用于肠道任何部位,其中结肠造口和回肠造口最为常见。

二、结肠造口

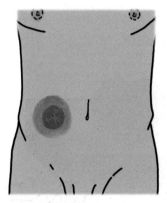

图1-3-2 结肠造口

所谓结肠造口是为了治疗某些肠道疾病(如直肠癌、溃性结肠炎等),通过外科手术在腹壁上做一个开口,再将一段肠管拉出开口外,翻转缝于腹壁,从而形成一个肠造口(图1-3-2)。其目的就是代替肛门行使排便的功能,也就是将粪便出口进行改道,其对整个消化系统影响不大。

1879年,德国Schede医生为结肠肿瘤患者行双管腹膜外结肠造口术,那时的结肠造口都是"襻式造口",容易发生造口肠脱垂,且不能使粪便完全改道。1881年Schitsinger和Madelung医生发明了单腔造口术,将近端结肠做人工肛门,远端结肠缝合后送回腹腔,这就是末端结肠造口术的开始。肠造口术对于安全地早期吻合起着重要作用。19世纪后期,一些外科医生发现一期吻合术后并发症和死亡率都非常高。J von Mikuliez医生观察到吻合口漏是导致死亡的主要原因,提出了分期吻合的方法,称为"Mikulicz手术"。他开创了肠切除吻合的先河。

由于造口手术的成功,促进了结肠切除术的发展。Miles将腹部与会阴部两个手术融于同一期完成治疗直肠癌,并做永久性乙状结肠末端造口,其手术原则一直沿用至今。结肠造口术也用于治疗其他疾病,如肠憩室炎,或用于解决急腹症。Henry Hartmann提出将乙状结肠和直肠上段切除,缝合直肠远端的残端,并做降结肠造口,但临床推广非常困难。直至20世纪30年代,一位不知名的外科医生使用这种方法治疗"憩室炎",并称这种手术为"哈特曼手术"。

19~20世纪,经过外科医生种种改进,结肠造口术的改变并不显著。乙状结肠和降结肠末端造口术主要治疗直肠癌、严重的憩室炎、放射性直肠炎、大便失禁和广泛性肛周炎。

三、回肠造口

回肠造口通常是一个暂时性造口,它是在结肠损伤或结肠穿孔时,在修补结肠病变后在回肠末端做的一个造口(图1-3-3)。其目的主要是取代结肠功能,让结肠得到充分休息,使病变部位尽早恢复,同时减少结肠瘘的发生。

当结肠造口技术逐步走向成熟的时候,回肠造口术才开始萌芽。1883年,维也纳医生 Maydl 在联合结肠切除吻合术中首次成功实施回肠造口术。回肠造口术虽然具

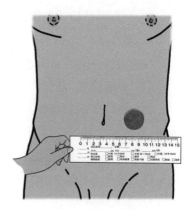

图1-3-3　回肠造口

有创造性,但技术粗糙且无合适的造口用品,从而导致很多皮肤并发症的发生,无法被临床广泛应用。直到伦敦伯明翰大学的 Bryan Brooke 医生在回肠造口手法方面取得了突出的成就,他在手术时把回肠末端翻转出来并将肠黏膜与皮肤缝合,避免了术后皮肤并发症的发生,这就是如今临床上的回肠造口形同"玫瑰"。

第四节　肠造口的相关术式

肠造口术已经成为外科手术中最常见的术式之一,通过肠壁外翻及黏膜-皮肤缝合术(图1-4-1),达到治疗腹部外科急症临时性和疾病根治性的治疗目的,既是挽救患者生命,又是改善患者生活质量的重要手段。

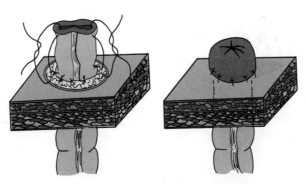

图1-4-1　肠管外翻,黏膜-皮肤缝合

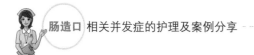

一、回肠造口术

(一) 回肠单口式造瘘术

1. 适应证

(1) 家族性结肠息肉患者,需行全结肠切除术。

(2) 直肠病变,需暂时性行肠道转流。

(3) 慢性广泛溃疡性结肠炎患者,不能耐受一期结肠切除,可先做回肠造瘘,待患者病情好转后再做结肠切除。

(4) 作为多发性结肠息肉,分期结肠切除术前或术中的一个步骤。

(5) 重危急性结肠梗阻患者,做暂时解除肠梗阻。

2. 手术步骤

(1) 在距回盲瓣约 15 cm 处,切断回肠末端(图 1-4-2)。

(2) 包扎近端,远端回肠封闭或切除(图 1-4-3)。

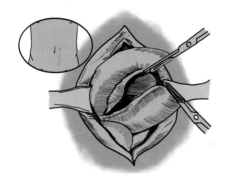

图 1-4-2 切断回肠末端

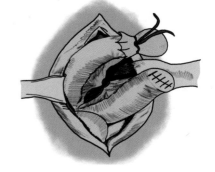

图 1-4-3 包扎近端,封闭远端

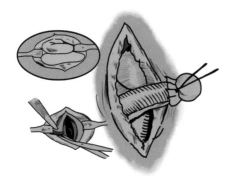

图 1-4-4 右下腹小切口

(3) 做右下腹小切口,一般以右下腹部相当于脐与髂前上棘连线中点的内侧为宜,切口大小应能容纳 2 指而不紧(图 1-4-4)。

(4) 引出回肠近端(图 1-4-5)。

(5) 将回肠系膜与腹膜缝合(图 1-4-6)。

(6) 将引出的肠壁黏膜外翻,套

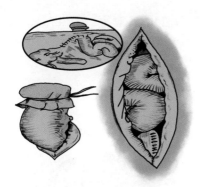

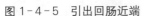

图1-4-5 引出回肠近端

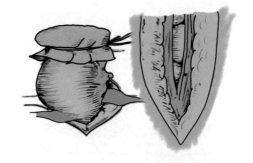

图1-4-6 缝合回肠系膜与腹膜

住回肠外壁,将外翻的黏膜边缘与切口皮肤缝合固定(图1-4-7)。

(7)缝合腹壁切口(图1-4-8)。

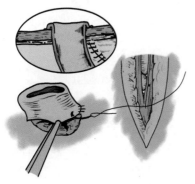

图1-4-7 缝合外翻的肠壁黏膜与
切口皮肤

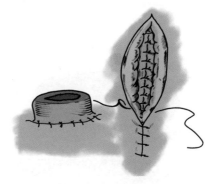

图1-4-8 缝合腹壁切口

3. 术后注意事项

(1)观察造口有无缺血、水肿。

(2)回肠单口式造瘘造口排出物较稀,且量较多,内含少量酶,对皮肤的刺激性较强,造瘘口周围皮肤应用氧化锌软膏涂抹保护,术后2周起每日或隔日用手指扩张人工肛门1次,以防狭窄。

(二)回肠双口式造瘘术

1. 适应证

(1)绞窄性肠梗阻、肠坏死或外伤性肠破裂,有严重休克、器官衰竭、不能耐受一期肠切除者。

（2）结肠吻合（或修补）术前或术后，需要减压以保证吻合口的愈合。

2. 手术步骤

（1）外置病变肠襻（图1-4-9）。

（2）将外置肠襻的肠系膜与切口腹膜缝合固定（图1-4-10）。

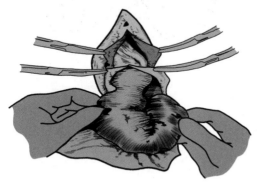

图1-4-9 外置病变肠襻

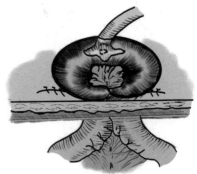

图1-4-10 缝合外置肠襻的肠系膜
和切口腹膜

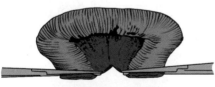

图1-4-11 切除坏死肠襻

（3）切除坏死肠襻（图1-4-11）。

（4）为使部分肠腔内容物能继续进入远段肠管，可于4～5日后在造瘘口肠管间加以钳夹，使受夹部位肠管坏死后，近、远段肠管互相连通（图1-4-12）。

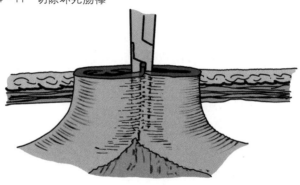

图1-4-12 钳夹造瘘口肠管间肠壁

3. 术后注意事项

（1）术后用弧形玻璃管或胶皮导管连接远、近端肠管，减少肠液外漏，预防严重的水及电解质平衡失调。

（2）待患者一般情况好转后，及早手术，闭合造瘘口。

二、盲肠造口术

1. 适应证

（1）结肠完全性单纯性梗阻，病情不可根治者，可做盲肠造瘘术，但排便不如结肠造瘘完全。所以多用于临时性减压，待病情好转后再做根治手术。

（2）结肠吻合（或修补）术前或术后，需要减压以保证吻合口的愈合。

2. 手术步骤

（1）做荷包缝合后，切除阑尾（图1-4-13）。

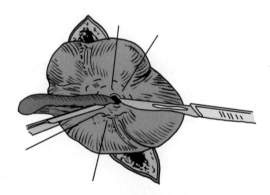

图1-4-13 做荷包缝合，切除阑尾

（2）插入吸引管，吸出肠内容物（图1-4-14）。

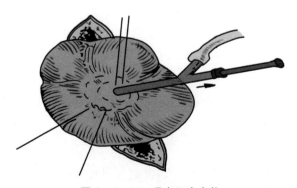

图1-4-14 吸出肠内容物

（3）放置造瘘管后收紧荷包缝线并固定导管（图1-4-15）。

（4）将盲肠与腹膜缝合固定，同时将导管固定于皮肤（图1-4-16）。

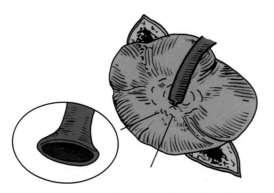

图1-4-15　收紧荷包缝线，固定导管

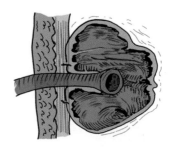

图1-4-16　盲肠与腹膜缝合固定，将导管固定于皮肤

3. 术后注意事项

（1）术后将导管接于床旁引流瓶内，每日观察引流量。有时导管易被黏稠的粪便阻塞，可用盐水冲洗。

（2）病情好转，无需继续造瘘时，即可将导管拔除，造瘘口可在数日内愈合。

三、横结肠襻式造口术

1. 适应证

（1）左侧结肠急性梗阻，暂不能根除，可做横结肠造瘘暂时减压。

（2）左侧结肠癌并发急性梗阻，做暂时性减压，或晚期病例作为永久性人工肛门。

（3）左侧结肠外伤性破裂，或结肠-直肠吻合不可靠时可做暂时性减压，以保证伤口愈合。

（4）溃疡性结肠炎，病变限于左半结肠者，横结肠造瘘使粪便改道，解除对病变部位的刺激。

2. 手术步骤

（1）显露横结肠，选定造瘘肠段，分离大网膜（图1-4-17）。

（2）玻璃棒固定外置肠管，以防肠管缩回腹腔。也可不放玻璃棒，而将外置段肠系膜靠近肠壁处切开 3 cm，并通过切孔将腹壁切口两侧腹膜及腹壁其他各层缝合（图 1 - 4 - 18）。

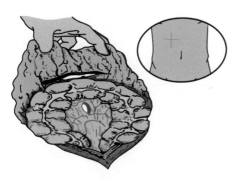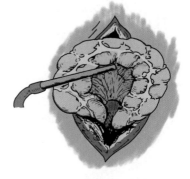

图 1 - 4 - 17　选定造瘘肠段，分离大网膜　　　图 1 - 4 - 18　玻璃棒固定外置肠管

（3）将肠壁与腹膜缝合固定（图 1 - 4 - 19）。

（4）缝合腹壁后置导管减压，也可不放减压导管，而将外置段肠管切开，将肠壁外翻与皮肤缝合（图 1 - 4 - 20）。

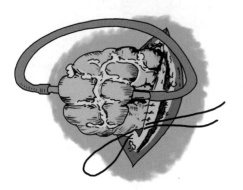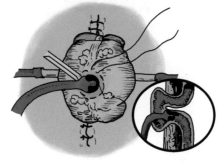

图 1 - 4 - 19　肠壁与腹膜缝合固定　　　图 1 - 4 - 20　置导管减压示意图

3. 术后注意事项

（1）术后 3 日，沿结肠带切开肠壁。

（2）术后 10 日左右，拔去玻璃棒。

（3）若局部伤口愈合良好，原发病灶解除 1 个半月后，可根据需要将瘘口关闭。

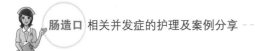

四、乙状结肠襻式造口术

1. 适应证

（1）直肠癌或肛管癌切除术后，或不能切除的直肠、肛管癌，做永久性人工肛门。

（2）外伤性直肠破裂，做暂时性人工肛门（一般采用乙状结肠襻式造瘘术）。

（3）用于直肠的感染、狭窄及梗阻。

2. 手术步骤

（1）取乙状结肠移动度较大的部位并分离系膜（图1-4-21）。

（2）切断乙状结肠，包扎近端，缝合或切除远端（图1-4-22）。

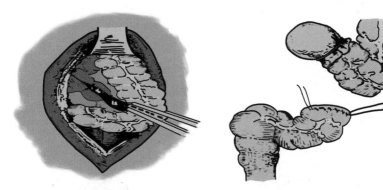

图1-4-21 取乙状结肠，并分离系膜   图1-4-22 包扎近端，缝合远端

（3）经右下腹小切口引出近端的乙状结肠，用手指探查切口与肠壁间隙，以能容1个手指为合适。将引出的肠壁外翻与切口皮肤缝合固定（图1-4-23）。

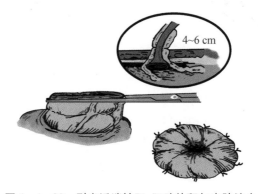

图1-4-23 引出近端结肠，肠壁外翻与皮肤缝合

3. 术后注意事项

（1）观察造口有无缺血、水肿。

（2）局部皮肤保护清洁，避免外翻的肠黏膜与衣物摩擦。

（3）2 周后，每日或隔日用手指扩张人工肛门 1 次，以防狭窄。

五、乙状结肠单腔造口术

1. 适应证

（1）腹部-会阴部联合直肠癌根治术后做永久性人工肛门。

（2）晚期直肠癌姑息切除患者。

（3）患者一般状况差，无法耐受长时间的麻醉和手术。

（4）合并肠梗阻、术前无法进行肠道准备的急诊手术患者。

2. 手术步骤

（1）行左下腹部旁正中切口，上自脐上 2～4 cm，下至耻骨联合。提起乙状结肠，拉向右侧，沿乙状结肠系膜左侧根部及降结肠的腹膜反折处切开，并向盆腔部延长至直肠膀胱陷凹（女性为直肠子宫陷凹）。向左分离盆腔腹膜，显露左侧输尿管、精索血管或卵巢血管，注意避免损伤。向右游离乙状结肠系膜到腹主动脉分叉处，注意分离和切除左髂血管附近的淋巴结（图 1-4-24）。

（2）将乙状结肠翻向左侧，采用同样方法将乙状结肠系膜的右侧根部切开，向上至肠系膜下动脉根部，向下至直肠膀胱陷凹，与对侧切口相汇合，同时清晰暴露右侧输尿管的走向（图 1-4-25）。

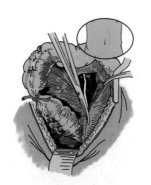

图 1-4-24　将乙状结肠拉向右侧，沿其系膜左侧根部及降结肠的腹膜反折处切开

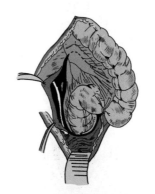

图 1-4-25　将乙状结肠翻向左侧，沿其系膜右侧根部切开

（3）如已发现乙状结肠系膜内淋巴结肿大、质地硬，疑有肿瘤转移时，应在肠系膜下动脉根部结扎，结扎时需注意避免损伤输尿管（图1-4-26）。

（4）在骶岬前进入骶前间隙，直视下锐性分离游离直肠背侧至盆底，超越尾骨尖。目前认为，直肠癌根治性切除术应包括全部直肠系膜，或至少包括肿瘤下5 cm的直肠系膜，故称为直肠系膜全切除术（图1-4-27）。

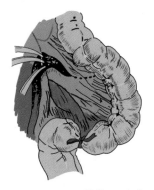

图1-4-26　结扎肠系膜
　　　　　　下动脉根部

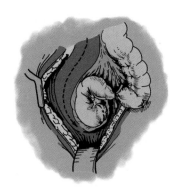

图1-4-27　锐性分离游离直
　　　　　　肠背侧

（5）向上、向后提起直肠，用剪刀、电刀或剥离子分离直肠前壁，使之与膀胱、输精管、精囊、前列腺后壁分开（女性应将直肠与阴道后壁分开，图1-4-28）。

（6）分离两侧直肠侧韧带。先将直肠向上、向左提起，显露右侧直肠侧韧带并切断结扎（直肠下动脉亦被结扎在内）。钳夹或结扎时需注意避免损伤输尿管，然后用同法处理左侧直肠侧韧带。将直肠前后左右都分离至肛提肌平面（图1-4-29）。

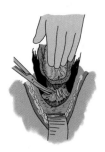

图1-4-28　向上、向后提起直
　　　　　　肠，分离直肠前壁

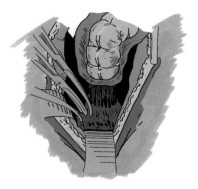

图1-4-29　分离两侧直肠侧韧带

（7）将近端乙状结肠断端自造口处拉出腹外 4～6 cm，做人造肛门之用（图 1-4-30）。

（8）近端结肠断端暂用纱布保护，远端结肠断端用粗号不吸收线做荷包缝合，使残端包埋入肠腔，然后再用纱布包扎或橡皮手套套上，送入下腹部骶前凹内（图 1-4-31）。

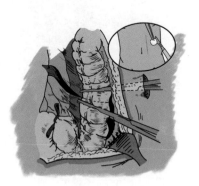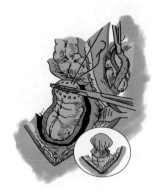

图 1-4-30　从造口处拉出近端乙状结肠　图 1-4-31　缝合远端结肠断端

（9）当会阴部手术将乙状结肠及直肠切除后，经彻底止血后，用 0 号铬制肠线连续缝合盆腔底部两侧腹膜，重建盆底（图 1-4-32）。

（10）近端结肠壁的脂肪与腹膜、筋膜和皮下组织各用细的不吸收线间断缝合数针。拉出腹外的结肠仍用有齿止血钳夹住，术后 48 小时松开（图 1-4-33）。

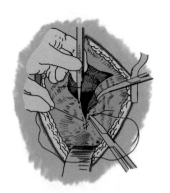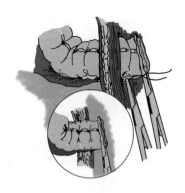

图 1-4-32　缝合盆腔底部两侧腹膜，重建盆底　　图 1-4-33　缝合近端结肠壁，止血钳夹住腹外结肠

（11）目前，临床上结肠造口处多采用开放性缝合法（图1-4-34）。

（12）将近端乙状结肠系膜用细的不吸收线间断缝合于外侧壁层腹膜上，以防术后形成内疝（图1-4-35）。

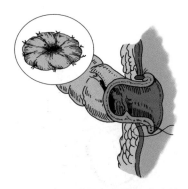

图1-4-34 采用开放性缝合法缝合结肠造口

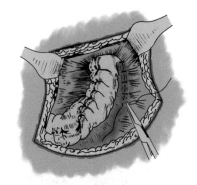

图1-4-35 将近端乙状结肠系膜间断缝合于外侧壁层腹膜

（13）当腹部手术组已将直肠完全分离后，会阴部手术组即开始操作。在距离肛门2～3 cm处做一梭形切口，前面至会阴中间，后面至尾骨尖端（图1-4-36）。

（14）沿坐骨结节及臀大肌内侧缘进行分离，并尽量切除坐骨直肠窝的脂肪组织，显露肛提肌，然后结扎肛门动脉（图1-4-37）。

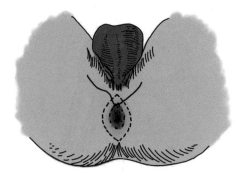

图1-4-36 在距离肛门2～3 cm处做一梭形切口

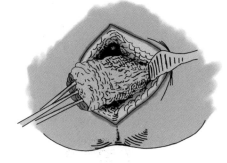

图1-4-37 沿坐骨结节及臀大肌内侧缘进行分离

（15）将肛门直肠推向前方，在尾骨尖前方切断肛门尾骨韧带，显露肛提肌(图 1 - 4 - 38)。

　　(16)用左手示指插入肛提肌上面的直肠后间隙,将左侧髂骨尾骨肌向下牵拉,使左侧髂骨尾骨肌显露更清晰,在紧贴其外侧附着处用电刀切断。同法切断右侧髂骨尾骨肌(图 1 - 4 - 39)。

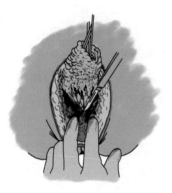

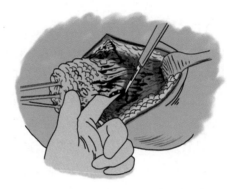

图 1 - 4 - 38　在尾骨尖前方切
　　　　　　断肛门尾骨韧带

图 1 - 4 - 39　切断左右两侧髂骨尾骨肌

　　(17)在会阴部切除肛门、直肠和乙状结肠(图 1 - 4 - 40)。

　　(18)盆腔创面经彻底冲洗及止血后,在创口内放置两根双套管引流,各自在切口两侧另做戳创引出。采用不吸收线间断褥式缝合会阴部皮肤切口(图 1 - 4 - 41)。

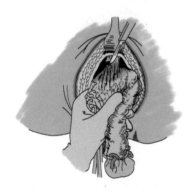

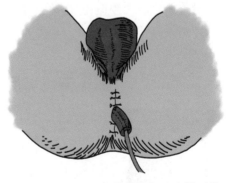

图 1 - 4 - 40　肛门、直肠和乙状结
　　　　　　肠在会阴部切断

图 1 - 4 - 41　创口内放置两根双套管引流,
　　　　　　间断褥式缝合会阴部皮肤
　　　　　　切口

六、肠造口回纳术

预防性结肠造口或回肠造口是外科治疗结肠直肠肿瘤、肠道外伤、肠系膜血管缺血性疾病、炎症性肠病、先天性结肠直肠肛门疾病等的一种重要手术方式，肠造口作为排泄物的暂时性出口可缓解肠道压力，避免肠内容物污染吻合口或瘘口，从而使患者获益。但腹壁肠造口给患者带来较大的心理及生理压力，与一期吻合相比，患者生活质量明显下降，且与肠造口相关的并发症发生率较高。因此，预防性肠造口作为一种暂时性的治疗措施，当其达到保护作用后，需要行肠造口还纳术，使患者消化道恢复连续性，消除腹壁肠造口，提高其生活质量。肠造口还纳术又称肠造口关闭术，不是单纯性肠吻合手术，因为病因的异质性、造口的类型、造口的时间等因素使其充满挑战性，正确掌握造口还纳的手术时机和指征，是手术成功的必要环节。

进行造口还纳术要看造瘘的类型是大肠造瘘，还是小肠造瘘或是双腔造瘘。如果是单纯性大肠单口造瘘，一般术前先行肠道准备，然后在良好的麻醉下行造口还纳术。首先经腹正中切口进入腹腔，将造口边缘梭形切开，将造口还纳腹腔。切除远端造口肠管并用荷包钳做荷包，同时将钉砧头放入肠管内，经肛门将远端肠管与近端肠管予以吻合，手术完成。如果有机会可以将吻合口浆肌层进行加强缝合，并放置腹腔引流管。若为小肠还纳术，只需沿着造口边缘梭形切开，将两端造口切除，行肠管的侧-侧吻合并加强缝合还纳入腹腔，关闭切口。

第五节　肠造口的类型

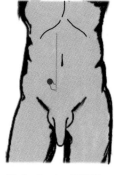

图 1-5-1　回肠造口

一、回肠造口

回肠造口是将大肠大部分或完全切除，将回肠末端缝于腹部的一个开口，用于排泄粪便的开口（图1-5-1）。因没有括约肌控制粪便的排出，粪便会由回肠直接排出体外，患者并无排便的感觉。

1. 回肠造口术的原因　原因有很多，其中最常见的是溃疡性结肠炎、克罗恩病、肠息肉病、肠瘘、外伤。

2. 目的　作为减缓措施,保护远端肠道。

3. 回肠造口的种类

(1) 单腔回肠造口(端式回肠造口):在炎症性肠炎的手术治疗中末端回肠造口是临床最常用的术式(图1-5-2)。对于克罗恩病,采用末端回肠造口为最终的治疗方法。

(2) 襻式回肠造口:通常在远程低位直肠或者肛管吻合口完成后才进行襻式回肠造口(图1-5-3)。

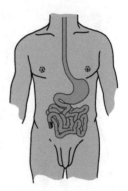

图1-5-2　端式回肠造口——全直肠结肠切除术

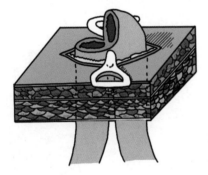

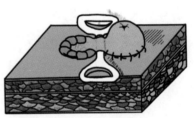

图1-5-3　襻式回肠造口

4. 回肠造口的特征　位于右下腹,术后2~3天内回肠造口功能开始恢复,排泄物通常呈液体状,进食固体食物后,排出液变稠和呈糊状。造口功能良好时,排出量为每天200~700 ml。每天排出量会随着饮食的改变而发生变化,粪便的水分决定了粪便的稠度和体积。肠气较一般人少,排污物气味难闻。

(1) 单腔回肠造口:造口高出皮肤3~4 cm。

(2) 襻式回肠造口:有两个开口,其中一个开口主动排出肠内容物,另一个开口被动排放肠液,造口高出皮肤3~4 cm。

二、结肠造口

结肠造口是将结肠的一部分由腹部带出并缝合在腹部的一个开口上,

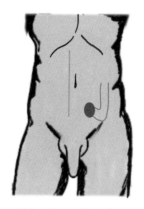

图 1-5-4 结肠造口

用于排泄粪便的开口(图 1-5-4)。

1. 结肠造口术的原因　结肠手术种类很多,在我国最常见的是大肠癌,以及憩室炎、结肠、直肠、肛门等的穿孔与外伤、大肠或肛门先天性畸形、放射性损伤、严重的慢性顽固性便秘。

2. 目的　作为减缓措施,保护远端肠道。

3. 结肠造口术的种类

(1) 升结肠造口:通常位于右上腹,升结肠造口可影响粪便的滞留时间及混合,从而影响结肠对水及电解质的吸收能力。升结肠造口的排泄物较多,粪便呈液体状或糊状,水及钠的含量较高,大便内有许多消化酶,对皮肤有较大刺激,排泄次数较多。

(2) 横结肠造口:通常选择在右上腹(图 1-5-5)进行,可分为襻式造口(图 1-5-6)和双口式造口(图 1-5-7),造口高出皮肤 1~3 cm,直径为 6~10 cm。横结肠的主要功能是肠内容物的运输和吸收,横结肠造口的吸收面积比升结肠大,粪便可充分混合,吸收钠形成渗透梯度,有利于水分的被动吸收。因此,横结肠造口的粪便比升结肠造口的少,排泄物呈糊状或半成型,气体产生量相对大,粪便气味大,并含有消化酶,对皮肤产生刺激。

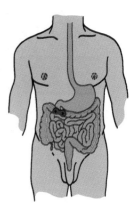

图 1-5-5　横结肠造口

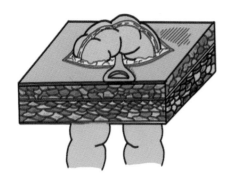

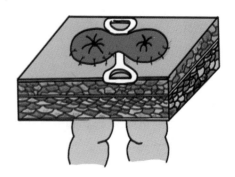

图 1-5-6　襻式造口

（3）降结肠造口：位于左下腹降结肠的末端。造口高出皮肤 1～2 cm，排泄物几乎是成型的，不含有消化酶，对皮肤刺激小。每天排泄 1～3 次。

（4）乙状结肠造口：位于左下腹部，是最常见的造口之一。造口高出皮肤 1～2 cm，排泄物完全成型，由不被吸收的食物残渣及细菌所组成，气体的排放正常（图 1－5－8）。

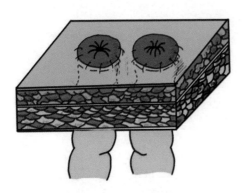

图 1－5－7 双口式造口

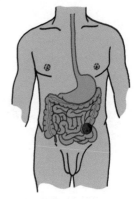

图 1－5－8 乙状结肠造口——全直肠切除术

第二章

肠造口的并发症

第一节 造 口 狭 窄

一、定义

造口狭窄是指肠造口的肠腔口径变狭窄或收缩,直径<1.5 cm,影响粪便的排泄。单腔造口多见,发生率约为 18.5%。

二、发生原因

(1) 肠造口周围创面瘢痕形成:肠造口缺血坏死,皮肤黏膜分离。

(2) 手术因素:手术时皮肤切口过小,或腹壁肌肉层切口过小,筋膜层缝合不恰当。

(3) 疾病原因:克罗恩病复发,肿瘤压迫肠管,筋膜或皮肤组织收缩(二期愈合)。

三、临床表现

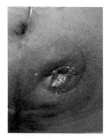

造口皮肤开口细小,难于暴露黏膜,或造口皮肤开口正常,肠管周围组织紧缩,指诊检查时手指难以插入。发生造口狭窄后,肠内容物排空不畅,出现粪便变细及低位性不完全性肠梗阻的症状(图 2-1-1)。一般指肠造口周径小于等于小指指端(患者本人),且出现排便困难者。

图 2-1-1 肠造口狭窄

四、处理

(1)轻度狭窄:可容小指或示指指尖通过,伴有排便费力但尚能排便,可指导患者扩张肠造口,注意避免损伤肠造口。方法:戴手套,用小指涂上润滑剂轻轻插入肠造口内至第2个指关节,深度为2~3 cm。深度狭窄的患者,指尖的深度要超过紧缩部位,停留3~5分钟,每天一次,需要长期进行肠造口扩张(图2-1-2)。

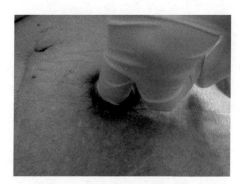

图2-1-2 用手指扩张肠造口

(2)中度狭窄:指能通过,排便费力,需要使用药物或手压腹部,可指导患者扩张肠造口。

(3)重度狭窄:小指无法通过,且经常发生梗阻症状时建议手术治疗。

(4)降结肠或乙状结肠造口:做好饮食指导,保持大便通畅,留意是否有便秘而阻塞肠造口。指导患者学会判断是否有肠梗阻的临床症状。

五、预防

提倡一期开放肠造口;正确处理肠造口的缺血性坏死及皮肤黏膜分离;定期给予扩张肠造口治疗;重做肠造口。

案 例 解 析

患者刘先生,55岁,于直肠癌化疗后8天由门诊拟"直肠恶性肿瘤"于2018年10月17日收治入院。入院后完善相关检查,1周后在全麻下行根治性直肠癌切除术和乙状结肠造口术。患者既往有高血压病和糖尿病病史,术后第2天开放肠造口,发现肠管血运发暗,与手术医生沟通后继续跟踪观察,术后3天再次行肠造口护理时发现患者肠管部分坏死,经过对肠造口的正确评估及有效处理,30天后患者肠造口坏死创面愈合,后期由于瘢痕愈合造成肠造口狭窄,而来医院就诊。

护 理 措 施

1. **评估** 患者肿瘤晚期,合并高血压病、糖尿病,术前使用化疗药,BMI指数27.4,肥胖。与患者术后肠造口缺血坏死有关,并有大量肠坏死组织脱落。检查显示肠造口平齐,后期由于瘢痕愈合导致肠造口狭窄,患者肠造口小指指尖可通过,尚可排便但很费力。

2. **预防** 控制体重,保持血压、血糖稳定于正常值;正确并及时处理肠造口缺血坏死,防止肠造口进一步坏死。减轻肠造口周围压力,积极清除坏死组织,合理收集粪便,控制感染,防止皮肤组织收缩造成二期愈合。

3. **处理** 去除影响肠造口黏膜血供的因素。本案例患者肠造口黏膜坏死,但肠腔内血运正常,可进行保守治疗,选用柔软的一件式透明开口袋,便于观察。同时减轻对肠管和肠系膜的压力,增加肠管血供;及时清除坏死组织,控制感染,促进肠造口愈合。掌握清除坏死组织的时机,用无菌剪刀剪除松动的坏死组织。由于瘢痕增生,出现肠造口轻度狭窄时,需每日用手指扩张肠造口。

第二节 造 口 回 缩

一、定义

造口回缩是一种较为常见的肠造口并发症,一般肠造口手术后3个月造口回缩发生率达3%～7%,手术后12个月造口回缩发生率达10%～24%。

主要是肠造口低于皮肤平面,常见肠造口周围皮肤的凹陷和卷边。

二、发生原因

（1）黏膜缺血性坏死后,黏膜脱落肠管回缩。

（2）肠管游离不充分,外翻肠管长度不够。

（3）造口处缝线固定不牢,或缝线过早脱落。

（4）患者术后体重猛增,造口周围脂肪组织过多。

（5）襻式造口支撑棒过早拔除。

（6）恶性肿瘤快速增长。

三、临床表现

造口回缩主要表现为肠造口平齐或低于皮肤水平,回肠造口容易引起排泄物渗漏,继而造成肠造口周围的皮肤损伤,使造口袋佩戴困难(图2-2-1)。

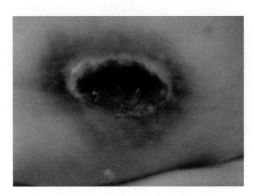

图2-2-1　肠造口回缩

四、处理

回肠造口者选用凸面底板加腰带固定,以抬高肠造口基底部,使黏膜被动抬高,保护皮肤不受排泄物的刺激;乙状结肠造口者可选用灌洗的方法,以减少粪便持续性刺激;过度肥胖者可减轻体重;指导患者进行手指扩张,预防造口狭窄。必要时行肠造口重建术。

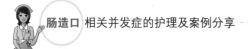

五、预防

定期评估患者肠造口,观察肠造口在皮肤的高度、黏膜的颜色及气味,以及支撑棒的在位情况;另外需控制体重,避免过度肥胖。

案 例 解 析

患者蔡先生,62岁,于2020年1月直肠占位性病变,经医院检查后诊断为直肠癌。1月18日在全麻下行腹腔镜直肠癌会阴联合切除根治术,术后第4天患者出现造口黏膜坏死,经评估肠造口有排便、排气,给予肠造口护肤粉喷洒。于2月1日坏死黏膜全部脱落,肠造口低于腹部皮肤,肉眼未见黏膜。

护 理 措 施

1. **评估**   患者出现肠造口回缩与手术后造口黏膜坏死有关。

2. **处理**   给予凸面底盘加腰带,指导患者进行肠造口扩张;严密观察肠造口排便、排气情况。如出现腹胀、腹痛、体温升高,以及造口无排便和排气等情况,应及时就诊。

3. **宣教**   使用凸面底盘加腰带,严密观察肠造口排便情况,指导患者手指扩张,预防肠造口狭窄。

4. **结局**   患者自2月11日起出现造口袋内无排便,仅有少量排气,进食后出现腹胀、恶心、呕吐等症状,于2月13日行肠造口重建术。

第三节   造 口 水 肿

一、定义

造口水肿是一种肠造口常见的并发症,是指造口肿大、黏膜水肿。早期和远期均可发生,任何类型的肠造口都可发生水肿。轻度肠造口水肿可自行消退,重度肠造口水肿通过处理也可消退,一般不会造成严重后果。

二、发生原因

(1) 腹壁皮肤切口过小。

(2) 腹带包扎过紧。

(3) 没有按层次缝合腹壁。

(4) 支撑棒压力过大。

(5) 患者低蛋白血症。

(6) 造口袋底板内圈裁剪过小。

三、临床表现

肠造口术后早期表现为肠造口肿胀，呈淡粉红色、半透明、质地结实，回肠造口水肿会出现肠液分泌过多，也可出现便秘（图 2-3-1）。

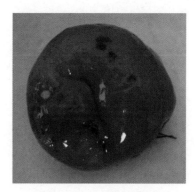

图 2-3-1 肠造口水肿

四、处理

肠造口轻度水肿时注意卧床休息即可；严重肠造口水肿者给予 50％硫酸镁溶液，或 3％氯化钠溶液湿敷，每天湿敷 3 次，改用两件式造口袋，并密切观察肠造口黏膜的颜色，避免黏膜缺血坏死。

五、预防

术后早期，造口袋底板的内圈要稍大；腹带使用时不宜过紧，造口不能完全扎在腹带内；更换造口袋时应常规检查支撑棒的情况，避免支撑棒张力过大。

案 例 解 析

患者伍女士，48 岁，于 2019 年 7 月直肠占位性病变，经检查后诊断为直肠癌。1 月 18 日在全麻下行腹腔镜直肠癌经腹会阴联合切除根治术,术后第 1 天护士更换造口袋时发现患者肠造口黏膜水肿、透亮,肠造口有排气,未排便。

护 理 措 施

1. **评估** 患者出现造口水肿与患者低蛋白血症有关,患者白蛋白为 28 g/L。

2. **处理** 给予 50%硫酸镁湿敷,每日 2 次;造口袋底盘内圈裁剪稍大,并按医嘱给予白蛋白输注。

3. **宣教** 指导患者腹带包扎时的松紧度要适宜,待可以进食后注意补充高蛋白饮食。

4. **结局** 患者静脉滴注白蛋白 3 天后进行生化检验,白蛋白含量为 38 g/L。硫酸镁湿敷 3 天后,肠造口水肿消退。

第四节　造口皮肤黏膜分离

一、定义

造口皮肤黏膜分离是指肠造口黏膜和相连接的腹壁皮肤之间出现愈合不良,导致肠造口黏膜与皮肤部分或完全分离,形成开放性伤口。

二、发生原因

(1)肠造口黏膜缺血坏死。

(2)肠造口黏膜缝线过早脱落。

(3)腹腔内压力过大。

(4)伤口感染。

(5)患者营养不良。

(6)糖尿病。

(7)长期服用类固醇药物。

三、临床表现

主要表现为肠造口黏膜与腹壁皮肤缝合处的组织愈合不良，使皮肤与黏膜分离形成伤口（图2-4-1）。根据分离的程度，可分为部分分离和完全分离；根据分离的深浅，又可分为浅层分离和深层分离。当出现完全深层分离时，患者可能出现腹膜炎症状。

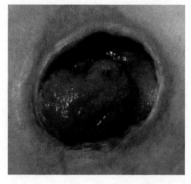

图2-4-1　肠造口皮肤黏膜分离

四、处理

当发生肠造口皮肤黏膜分离后，首先要评估伤口，逐步去除黄色坏死组织，根据评估结果，合理、安全、无创处理伤口，使其达到湿性愈合。部分、浅层分离者，擦干创面后喷洒护肤粉，再涂抹防漏膏后贴造口袋；完全、深层分离者，伤口用藻酸盐等敷料充填伤口，造口底板一般每2天更换一次，渗液多者需每天更换。对于造口皮肤黏膜完全分离合并回缩者，选用凸面底板加腰带固定，同时应注意饮食调整和控制血糖，并监测血糖值的变化。当肠造口皮肤黏膜分离处愈合后，应及时指导患者定期进行手指扩张，预防造口狭窄。

五、预防

术后要严密观察造口与皮肤的愈合情况，尽早干预；同时要及时治疗患者的基础疾病，保证营养的摄入。

案 例 解 析

患者蒋先生，56岁，于2019年1月因外伤在全麻下行部分肠管切除＋腹腔冲洗＋末端回肠造口术，术后第8天患者出现肠造口皮肤黏膜处完全分离。该患者既往有糖尿病病史4年，使用胰岛素控制空腹血糖在8 mmol/L左右。

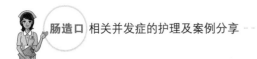

护 理 措 施

1. **评估**　患者出现肠造口皮肤黏膜分离与外伤引起的腹腔感染及糖尿病病史有关。

2. **处理**　①判断分离的深度、伤口的情况,排除肠瘘;②清洗伤口;③造口粉喷洒于伤口基底,然后使用藻酸盐敷料填塞;④水胶体敷料裁剪成与造口大小相符,保护伤口;⑤外用防漏贴环或防漏膏;⑥贴造口袋,每2天更换1次。如有腹痛、发热等腹膜炎症状,应及时汇报医生。

3. **宣教**　指导患者注意排便、排气情况,并加强营养。

4. **结局**　患者于术后第17天创面愈合。给予常规手指扩张,防止瘢痕挛缩引起肠造口狭窄。

第五节　造口脱垂

一、定义

造口脱垂是指外观上可见肠管由肠造口向外翻出,长度>3 cm或达10~20 cm,常伴有肠造口水肿、出血、溃疡、肠扭转、肠梗阻,甚至缺血坏死。

二、发生原因

(1) 腹壁肌层切口过大。

(2) 腹壁肌肉薄弱。

(3) 腹部长期用力,造成腹腔内压力过大。

(4) 结肠太松弛。

(5) 肠黏膜或全层脱出。

三、临床表现

造口脱垂在单腔造口和襻式造口均可发生,以襻式造口多见。临床主要表现为肠全层经肠造口突出体外,突出长度不等,突出的肠黏膜可出现水肿、出血、溃疡、嵌顿等表现(图2-5-1)。

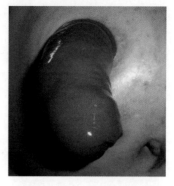

四、处理

发生造口脱垂的患者应选择一件式造口袋,口袋的大小以能容纳脱垂的肠管为准;在底板内圈裁剪时,其大小以突出肠管最大的直径为准。襻式造口的远端发生脱垂者,回

图2-5-1 肠造口脱垂

纳后可用奶嘴塞住造口,并将奶嘴固定在底板上。结肠造口者,在排泄物排空后可用腹带或束裤加以支持固定。脱垂的肠黏膜如有糜烂、坏死或脱垂伴旁疝时,应选择手术治疗。

五、预防

应告知患者控制慢性咳嗽等,避免过度肥胖或消瘦,避免剧烈活动和抬举重物,保持大便通畅,指导患者掌握自行回纳脱垂肠管的方法。

案 例 解 析

患者吴先生,58岁,于2017年因直肠癌收入院,在全麻下行腹腔镜直肠癌前切除和末端回肠造口术,术后6天康复出院。术后3个月,患者在安装饮水机饮用水时,突然出现肠造口处肠管脱出约7 cm,立即平躺20分钟后肠造口复原至原来状态。之后患者尽可能避免腹部用力,4个月时因咳嗽再次出现类似情况。

护 理 措 施

1. **评估** 患者出现肠造口脱垂与腹壁肌肉的薄弱、腹内压力突然增高有关。

2. **预防** 指导患者避免提重物,减轻腹压,有效治疗咳嗽。

3. **处理** 改用一件式造口袋,肠造口底盘内圈裁剪应比肠造口直

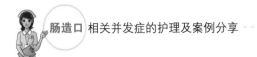

径大 2～3 cm,并使用腹带包扎固定。

4. **宣教** 指导患者咳嗽时用手按住肠造口部位;如出现肠管嵌顿无法复原或颜色变深、变黑,应急诊就医,必要时即刻手术。

第六节 造 口 出 血

一、定义

造口出血多数发生在术后 72 小时内,多见于造口黏膜与皮肤连接处的毛细血管及小静脉出血,有时出血量较多。

二、发生原因

造口出血主要由黏膜受到摩擦引起,也可因手术过程中血管未结扎或结扎线脱落引起,还可能是患者使用抗凝药物、肝功能和凝血功能异常等原因。

三、临床表现

主要表现为术后肠造口处黏膜与皮肤交界处渗血、活动性出血、黏膜出血等(图 2 - 6 - 1)。

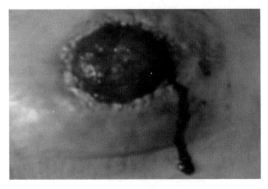

图 2 - 6 - 1 肠造口出血

四、处理

发生肠造口黏膜摩擦出血时,可使用护肤粉喷洒压迫止血;出血量多时,应采用 1‰肾上腺素溶液浸湿的纱布压迫止血,或云南白药粉外敷后纱布压迫止血;若有活动性出血时,宜缝扎止血。同时评估出血原因。

五、预防

注意在清洗肠造口时需使用软质材料,定期监测肝功能及凝血功能,特别是使用抗凝药物的患者,应增加监测频率。

案 例 解 析

患者陈女士,77 岁,于 2018 年 5 月因直肠癌在全麻下行经腹直肠前切除＋末端回肠造口术,术后 8 天康复出院。患者于第 3 次化疗后出现肠造口出血,表现为半小时造口袋内约有 100 ml 鲜血,手感袋中液体温热。

护 理 措 施

1. **评估**　患者出现肠造口出血与化疗引起的肝功能损伤、凝血功能异常有关。

2. **处理**　寻找出血点进行压迫止血,效果不佳时需汇报手术医生后给予 1‰肾上腺素溶液浸湿的纱布压迫,通常 20 分钟后出血可停止。

3. **宣教**　指导患者动作轻柔,避免剧烈运动;选择柔软的造口底盘;定期复查肝功能及凝血功能,必要时暂停化疗。

第七节　　肉　芽　肿

一、定义

肉芽肿是指发生在黏膜与皮肤交界处息肉样增生,为良性组织,易出血。

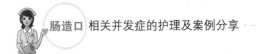

二、发生原因

肉芽肿主要由于缝线刺激排异反应,或坚硬的造口底板反复刺激肠造口边缘的组织。

三、临床表现

主要表现为黏膜与皮肤交界处有大小不等的组织增生,表面易出血,造口袋易渗漏,部分患者还可发现缝线残留(图2-7-1)。

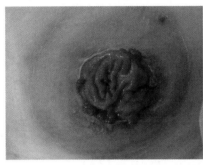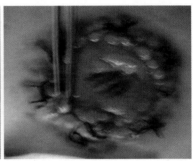

图2-7-1 肠造口肉芽肿

四、处理

小的肉芽肿采用硝酸银电灼,如肉芽变白后转黑,然后坏死组织脱落或肉芽变小;较大肉芽肿可根据需要进行电灼,必要时分次电灼处理。

五、预防

及时检查造口周围是否有缝线仍未脱落,并拆除缝线;指导患者正确测量造口大小,避免底板经常摩擦肠造口边缘的组织。

案 例 解 析

患者孙先生,64岁,于2015年因直肠癌收入院,行腹腔镜直肠癌会阴联合切除根治术并康复出院。术后患者长期自己护理肠造口。2019年4月患者发现造口周围出现多个大小不等的结节样增生(见图2-7-1),无不适,遂到造口门诊就医。

护 理 措 施

1. **评估** 患者出现肠造口肉芽肿与肠造口裁剪太小、底盘摩擦黏膜有关。

2. **处理** 排除凝血功能异常后,给予患者硝酸银棒电灼,每次2～3枚,烧灼后采用造口粉保护创面。经 4 次处理后肉芽肿全部清除,创面基本愈合。

3. **宣教** 指导患者正确裁剪造口底盘,避免摩擦。

第八节 造口缺血及坏死

一、定义

造口坏死是指肠腔的血液循环受损后导致的肠造口黏膜组织死亡,表现为肠造口黏膜部分缺血或全部缺血,肠造口呈现紫色或青紫色,甚至黑色。

二、发生原因

主要发生的原因分为两部分,即手术原因和护理技术原因。

(1) 手术原因:手术原因造成的缺血坏死常出现在手术后 24～48 小时内,主要是肠曲边缘动脉的血液循环障碍引起,包括腹壁造口开孔过小,造口肠曲周围的皮肤缝合过紧;手术中误伤或结扎供应肠造口的血管;造口肠曲及肠系膜拉出腹壁时有张力或扭曲,缝合时损伤或缝住造口肠曲的肠系膜血管等,导致压迫肠系膜血管。此类并发症多见于动脉硬化、糖尿病、腹腔内压力高的患者。

(2) 护理技术原因:主要在进行肠造口护理过程中修剪造口底盘开口过小,肠造口黏膜长时间被小口径底盘"箍紧",肠腔被压迫,影响了局部血供;伤口腹带包扎过紧,压迫肠造口黏膜;肠造口脱垂的肠管与造口袋长期摩擦,造成肠管糜烂甚至坏死。

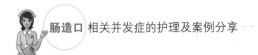

三、临床表现

（1）轻度：肠造口黏膜暗红色或者黑色，通常范围不超过造口黏膜外1/3，无异常的臭味，分泌物也无增多。造口周围皮肤正常（图2-8-1）。

（2）中度：肠造口黏膜中外2/3呈现较深的紫色，有分泌物和异味（不是粪便的臭味），但造口中央部仍为红色或者粉红色，并伴有出血（图2-8-2）。

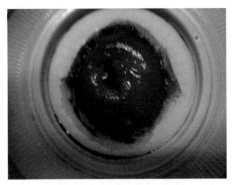
图2-8-1　轻度造口缺血

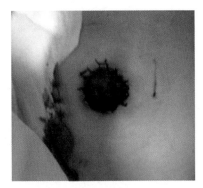
图2-8-2　中度造口缺血

（3）重度：肠造口的黏膜出现黑色，伴有恶臭分泌物，黏膜几乎不出血（图2-8-3）。

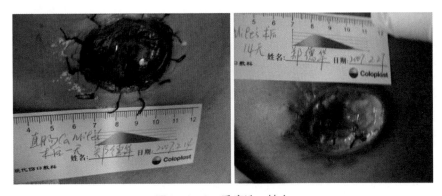
图2-8-3　重度造口缺血

四、处理

（1）轻度：应去除所有可能产生压迫造口的原因，如凡士林纱布或支撑棒等。可以先清洁造口及压迫处,定期观察受压部位的血液循环情况。

(2)中度:处理方法与轻度相同,等坏死与非坏死肠黏膜界限分明后,方可清除坏死组织,缺损的部分用造口粉或防漏膏填充。

(3)重度:视患者的造口缺血情况判断是否需要手术治疗,如切除坏死的肠管,重做造口。

五、预防

(1)手术原因:术时,牵移至皮肤外的肠管应该无张力。支撑棒应避免压迫血管而影响血供。

(2)护理技术原因:观察支撑棒压迫造口周围皮肤及肠管情况,发现异常应及时调整和处理;造口底盘修剪合适。

案 例 解 析

患者刘先生,67岁,体型肥胖,于2018年4月经肠镜检查诊断为结肠占位病变,病理诊断为结肠腺癌。收治入院后进行完善检查,并在全麻下行右半结肠切除术,术后恢复良好;出院后到门诊定期复查。近1周前患者发现肠造口黏膜颜色异常并发黑而就医。

护 理 措 施

1. **评估**　患者肠造口护理技术不当,造口底盘开口过小;与患者体型肥胖有关。

2. **预防**　指导患者运用正确的肠造口护理技术,正确测量肠造口大小和造口底盘修剪合适;控制体重;有问题及时就医。

3. **处理**　去除影响肠造口黏膜血供的因素:①造口底盘修剪合适,宜选用一件式造口袋,避免使用机械性扣合方式的两件式产品;②使用透明造口袋,方便定时观察肠造口黏膜血运情况;③使用频谱仪照射,每天2～3次。

第三章

肠造口周围并发症

第一节 肠造口周围潮湿性皮肤损伤

一、定义

肠造口周围潮湿性皮肤损伤是指由于肠造口周围皮肤受到粪便或尿液浸润,以及化学刺激而导致的造口周围皮肤炎症,是最常见的肠造口周围皮肤问题。

二、发生原因

(1)造口位置不理想:术前未进行造口定位,造口位于皮肤的皱褶处,靠近伤口,或位于造口上方。

(2)造口低平:造口的开口与皮肤齐平或呈凹陷状,粪便容易渗漏。

(3)底盘修剪范围过大:正常情况下修剪造口底盘开口比造口大 1~2 mm,当底盘修剪过大时,皮肤容易与粪便接触,从而造成皮肤炎症。

(4)底盘粘贴不牢固:底盘更换后未粘贴牢固时,改变体位容易造成底盘松脱、底盘底部有空隙,进而造成粪便渗漏。

(5)特殊的造口种类:如小肠造口,粪便呈水样或糊样,则容易渗漏。

(6)支撑棒引起的异常:有支撑棒的造口在更换上会有阻碍,底盘的修剪会比肠造口大,因此皮肤会接触到粪便。

(7)未按照肠造口规定的间隔时间护理:造口的护理时间应按不同造口肠管类型实施。通常回肠末端粪便近似稀糊状或水状,底盘容易渗漏,应及时进行造口护理。

三、临床表现

造口周围皮肤出现发红、破损,糜烂,甚至疼痛,受损区域局限于排泄物接触的区域,形状不规则,底盘稳妥性差(图3-1-1)。

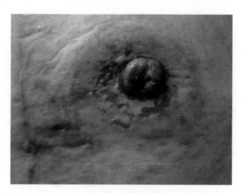

图3-1-1　肠造口周围潮湿性皮肤损伤

四、处理

(1) 清洁:使用温水或生理盐水清洗造口及其周围皮肤,并用纱布轻轻抹干皮肤。

(2) 评估:选用肠造口周围皮肤评估工具对受累皮肤进行评估,常用的评估工具包括 DET 评估表、标准化造口周围皮肤损伤评估工具(studio alterazioni cutanee stomali,SACS)。

1) DET 评估表:主要评估造口周围皮肤的颜色改变、侵蚀/溃疡、组织增生 3 个项目的严重程度和面积(表3-1-1)。

表3-1-1　DET 评估表

项目	面积				严重程度	
	0分	1分	2分	3分	1分	2分
颜色改变(D)	未受影响	<25%	25%~50%	>50%	皮肤有颜色改变	伴有并发症(如疼痛、硬结感、发热、发痒或烧灼感)

续　表

项目	面积				严重程度	
	0分	1分	2分	3分	1分	2分
侵蚀/溃疡（E）	未受影响	<25%	25%～50%	>50%	损伤累及表皮	损伤累及真皮层,并伴有并发症(如潮湿、渗血和溃疡)
组织增生（T）	未受影响	<25%	25%～50%	>50%	皮肤表面有高出的组织	皮肤表面有高出的组织伴有出血、疼痛、潮湿等
得分	D(严重程度＋面积)＋E(严重程度＋面积)＋T(严重程度＋面积)					

注:①受影响面积是指被造口底盘所覆盖的造口周围皮肤;②严重程度:在大面积轻度损伤的范围内有一小部分属于严重损伤时,不管损伤的范围有多少,都应该按照最高严重程度计分。

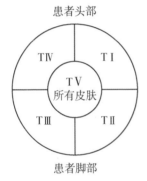

图 3-1-2　造口周围皮肤范围描述示意图

2) SACS评估表:是 2003 年 12 月至 2006 年 2 月在意大利进行多中心观察研究而建立的造口周围皮肤疾病的描述和分类标准。包括两个分类标准:①采用 5 个类别来描述皮肤损伤病变的严重性,用"L"表示(表 3-1-2);②采用 5 个象限描述受影响区域的位置,用"T"表示。以造口为中心,将造口周围皮肤按照钟表描绘,头部为 12:00,脚部为 6:00;以造口为中心做水平和垂直划线,形成 4 个象限,顺时针依次划分为 T Ⅰ、T Ⅱ、T Ⅲ 和 T Ⅳ(图 3-1-2),所有区域则用 T Ⅴ 表示。

表 3-1-2　SACS 工具

分级	病变严重性描述
L1	充血性病变:皮肤完整,造口周围皮肤发红
L2	糜烂性病变:皮肤开放性损伤,病变未扩展到皮下组织,部分皮肤受损
L3	溃疡性病变:病变扩展到皮下组织及以下,全层皮肤受损
L4	溃疡性病变:全层皮肤组织坏死
L5	增生性病变:呈现异常增生(肉芽肿)

注:评估时患者取平卧位,评估者站在患者前面,评估和描述包括 T 和 L 两个结果,如 T Ⅴ L1,表示造口周围所有皮肤发红,但皮肤完整。

（3）处理

1）受累深度局限于表皮，仅出现红斑者，可局部涂抹护肤粉，喷洒无痛保护膜。

2）如出现较深层皮肤损伤，伴有少量渗出液，可以涂抹少量护肤粉，粘贴薄型水胶体。

3）当出现大量渗出液时，可以局部使用藻酸盐或亲水纤维，外层泡沫。

4）对于造口回缩、低平、肠造口偏向一侧及高排泄量的造口者，宜选用凸面底盘加腰带固定。

5）正确使用造口附件产品，重新评估和指导患者肠造口的护理技能。

6）建议尿路造口患者在夜间将造口袋与床边引流袋连接，预防尿液导致皮肤底盘损坏和泄露。

7）对类似于疣的病变进行局部治疗，如用硝酸银灼烧病变部位。

五、预防

（1）底盘修剪：底盘修剪应合适，正常情况下造口底盘的开口比造口大1～2 mm。

（2）护理频次：回肠造口每3～5 天护理1 次，乙状结肠造口每5～7 天护理1 次。如期间有渗漏，需及时护理。

（3）异常情况的处理

1）造口位置不理想：如造口离伤口较近，术后前期可用水胶体将伤口封闭。

2）造口低平或平齐：使用凸面底盘、腰带固定。

案 例 解 析

患者曹女士，55 岁，2 个月前行直肠癌根治术及回肠造口术。患者出院后由家属更换造口袋。近两日造口袋容易渗漏，一天内更换4～6 次，肠造口周围皮肤发红、破损伴有疼痛而就医。

护 理 措 施

1. 评估　患者皮炎损伤累及真皮层，有少量渗出液。原因是患者肠造口位置不理想,在腹部褶皱处,造口水平面偏低,且偏向一侧;与患者造口粘贴技术不当也有关。DET 评分:10 分(D:3 + 2,E:3 + 2,T:0 + 0)。

2. **预防** 使用凸面底盘配合腰带固定;皮肤褶皱处可使用水胶体或造口附件产品保持与皮肤齐平;指导患者运用正确的肠造口护理技术。

3. **处理** 可以涂抹少量造口粉,粘贴薄型水胶体;对于造口低且偏向一侧的患者,使用凸面底盘和腰带,皮肤褶皱处使用造口附件产品如防漏膏或防漏条填平;造口底盘粘贴后用手按压造口底盘数分钟,待造口底盘粘贴牢固后才能变换体位。

第二节　造口周围过敏性皮炎

一、定义

造口周围过敏性皮炎是指由于肠造口周围皮肤对接触的某些化学物质过敏而引起的炎症性皮肤损伤。

二、发生原因

对造口用品各类成分过敏,包括底盘、防漏膏、造口袋、护肤粉等。

三、临床表现

与造口产品接触的皮肤发生问题,皮肤受损部位及大小与所使用导致过敏的产品一致,如防漏贴环(防漏膏)或底盘等(图 3 - 2 - 1)。

四、处理

1. 寻找原因　根据形状查找导致过敏的产品。
2. 脱离过敏原　更换致过敏的产品。
3. 过敏性皮炎的治疗　使用类固醇类药物涂抹后清水洗净。

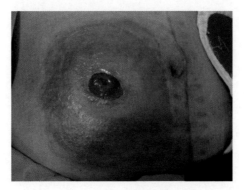

图 3-2-1　造口周围过敏性皮炎

五、预防

1. **询问过敏史**　询问及评估患者食物及药物过敏史。

2. **斑贴试验**　过敏性体质者应先进行斑贴试验,使用产品后如有不适,应及时更换产品。

案　例　解　析

患者张女士,75 岁,4 个月前行直肠癌根治术及乙状结肠单腔造口术,术后恢复良好,医生建议化疗防止肿瘤复发。患者居家,自我护理其肠造口。现已结束 4 次化疗的疗程,患者诉近 1 周肠造口周围皮肤发红、发痒,使用造口护肤粉后症状仍未缓解而就医。

护　理　措　施

1. **评估**　根据患者肠造口周围发红、发痒皮肤面积与造口底盘大小一致,判断患者症状与造口底盘过敏有关;也与化疗患者皮肤敏感有关。

2. **预防**　询问患者的过敏史,过敏性体质的患者使用产品前应先进行斑贴试验。如有不适,及时更换其他品牌的造口产品。

3. **处理**　涂抹类固醇类药膏,10 分钟后清水洗干净,擦干皮肤后更换另一品牌的造口底盘。

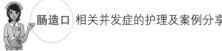
第三节　造口周围毛囊炎

一、定义

造口周围毛囊炎是指由于多方向剃除毛发或拉扯体毛等机械性原因，引起造口周围皮肤毛囊损伤后继发性细菌感染。

二、发生原因

（1）肠造口周围毛发去除不当：修剪肠造口周围皮肤毛发时方法不正确，或造成皮肤破损。

（2）移除底盘方法不正确：移除底盘时手法不正确，因使用暴力导致皮肤破损，并发毛囊炎。

三、临床表现

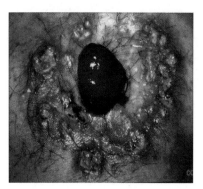

图3-3-1　造口周围毛囊炎

（1）局部毛囊炎：初期毛囊中心红色丘疹样改变，若处理不当，则中央出现小脓肿（图3-3-1）。

（2）疼痛：撕除底盘时疼痛感剧烈，有拉扯感。应与皮肤疖痈鉴别。

四、处理

（1）初期：消毒液消毒（碘伏、氯己定等）后用生理盐水擦干，使用水胶体敷料后粘贴底盘。

（2）进展期：明确感染时可使用银离子、水胶体敷料后粘贴底盘。

五、预防

正确撕揭底盘，避免使用暴力，必要时辅助使用黏胶剥离剂；毛发丰富的，可在操作前使用剪刀或安全型剃须刀剔除毛发。

案 例 解 析

患者刘先生,48岁,于2个月前因排便形状改变收治入胃肠外科。经肠镜检查后诊断为结肠肿瘤,后在全麻下行腹腔镜结肠肿瘤切除术,临时回肠造口,术后恢复良好。患者近两日肠造口周围皮肤出现散在红色皮疹,撕除底盘时有疼痛感,患者现定期到医院复查。

护 理 措 施

1. **评估**　与患者体毛丰富、移除造口底盘时动作粗鲁有关,造成皮肤破损,形成毛囊中心红色丘疹样改变的初期毛囊炎。

2. **预防**　使用剪刀或安全型剃须刀及时剔除毛发;指导患者肠造口护理技术,正确移除造口底盘,动作轻柔,可使用黏胶剥离剂。

3. **处理**　使用碘伏或者氯己定等消毒毛囊炎皮肤,后用生理盐水擦干,使用水胶体敷料后粘贴造口底盘;正确去除毛发;指导患者掌握正确的肠造口护理技能。如进一步发展形成脓肿,及时使用抗菌敷料。

● 第四节　假疣性表皮增生

一、定义

假疣性表皮增生是指紧邻肠造口周围皮肤区域出现的疣状突起,好发于泌尿道造口和回肠造口。

二、发生原因

造口底盘剪裁孔径过大;肠造口护理不当,导致排泄物渗漏,未及时更换造口袋。

三、临床表现

持续性的表皮上层水化,表皮细胞水花破裂引致其下细胞受浸润,过程

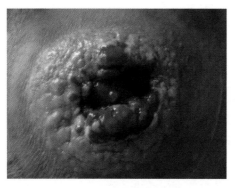

图 3-4-1 假疣性表皮增生

不断重复,引致皮肤变为不规则突出皮肤表面数毫米的症状增生,表面色素沉着,呈深棕色、灰黑色或灰白色,有时会痛楚或损伤后渗血(图 3-4-1)。

四、处理

(1)增生皮损处理:局部清洗干净后涂抹护肤粉,喷洒无痛保护膜,必要时加防漏垫圈,使用凸面底盘加腰带固定。

(2)增生严重:影响造口袋粘贴及持续有痛楚,可能需要手术治疗。

五、预防

指导患者掌握正确的造口护理技能,造口用品选择恰当、剪裁合适,粘贴技巧正确,并及时更换。

案 例 解 析

患者林女士,56 岁,3 年前因膀胱癌行全膀胱切除、回肠代膀胱及回肠造口术,患者手术顺利出院,门诊定期随访。近 1 个月患者发现造口临近皮肤出现不规则的突起,高度不平,呈灰白色,有时有疼痛感,偶尔有渗血,故门诊就医。

护 理 措 施

1. **评估** 与患者肠造口护理技能不正确有关,也与造口底盘剪裁孔径过大有关。

2. **预防** 掌握正确的肠造口护理技能,剪裁合适的造口底盘孔径,选择正确的造口产品。

3. **处理** 局部清洗干净后涂抹造口护肤粉,喷洒无痛保护膜,剪裁大小合适的造口底盘。如影响粘贴或持续疼痛,可能需要手术治疗。

第五节　真　菌　感　染

一、定义

真菌感染是指由于真菌感染引起的造口周围感染性皮炎,以白色念珠菌感染多见。

二、发生原因

(1) 环境潮湿:造口处粪便渗漏导致皮肤潮湿。

(2) 其他原因:患者长期使用抑制细胞生长药物或接受类固醇治疗、患有糖尿病、皮肤有并发症,且皮肤抵抗力弱的患者。

三、临床表现

界限清楚的皮肤红斑,呈卫星丘疹状脓肿,易复发或再感染,有传染性(图3-5-1)。

四、处理

(1) 保持干爽:造口底盘修剪合适,使用凸面底盘的患者必须使用腰带固定,减少渗漏导致的皮肤浸渍。

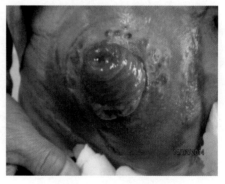

图3-5-1　真菌感染

(2) 真菌处理:皮肤科会诊使用抗真菌药物,并持续使用2～3周以巩固药效。

(3) 增强体质:特别是使用类固醇、抗生素、化疗的患者。

五、预防

保持皮肤干燥,增强身体体质,有皮肤病者注意皮肤情况。

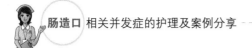

案 例 解 析

患者王先生,55岁,3个月前发现直肠占位性病变,经检查后诊断为直肠癌,随后在全麻下行腹腔镜直肠癌根治及回肠造口术,术后恢复良好,并行化疗。患者现结束第1个疗程化疗,近两日回肠造口排泄量增大,每日约2 000 ml;粪便性质呈黄色稀薄样,造口袋粘贴容易渗液,每日更换3次。现造口处皮肤发红奇痒无比,皮肤破溃,有少量渗液,边界清楚,可见造口周围皮肤有颗粒状隆起,故门诊就医。

护 理 措 施

1. **评估** 与患者造口粪便渗漏导致皮肤潮湿有关;回肠造口高排泄量,大量肠液强腐蚀造口周围皮肤;患者化疗皮肤抵抗力弱,导致真菌感染。

2. **预防** 高排泄量者使用凸面底盘加腰带固定,减少渗漏;增强体质;造口袋粪便泄漏后需及时更换,保持皮肤干燥。

3. **处理** 清洁造口周围皮肤后冷风吹干,皮肤科会诊使用抗真菌药物,涂抹后15分钟清洗,或者使用藻酸银或爱康肤银抗菌敷料,持续2~3周以巩固药效。在造口黏膜与皮肤交界处使用防漏圈(或防漏膏),使用凸面底盘加腰带,发现渗漏时应及时更换造口袋,保持皮肤干燥;增强体质,多摄取高蛋白、高营养食物,提高免疫力;定期门诊随访。

第六节　造 口 旁 疝

一、定义

造口旁疝是一种肠造口晚期的并发症,发生率在3%左右。单腔造口比双腔造口发病率更高。造口位置与瘘口旁疝的发生也有一定关系,经腹直肌鞘的肠造口术后发生率低,临床上比较少见;位于腹股沟区的肠造口,发生旁疝的概率高;经手术切口做肠造口,也容易发生造口旁疝(图3-6-1)。

二、发生原因

一般好发于老年、腹壁薄弱的患者,与手术操作有关。多由于腹壁瘘口过大,导致腹壁瘘口和腹壁之间存在间隙,在术后生活中可因慢性咳嗽、排尿困难、便秘等腹内压增高的因素,而导致腹壁薄弱区域逐渐变大,形成了造口旁疝。

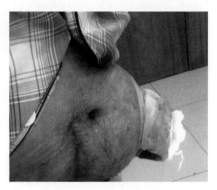

图 3-6-1 造口旁疝

三、临床表现

造口旁疝发生的时间与手术时腹内压增高程度和腹壁造口大小密切相关,好发于肠造口的内侧和上方。造口旁疝形成后,局部有隆起,平卧后可自行消失,无明显的全身症状。有时可发生排便困难、造口功能障碍、影响造口袋的佩戴及底盘粘贴等情况。造口旁疝发生后,由于瘘口下方的肠腔曲张成角,导致肠壁变的菲薄,而使结肠灌洗效果变差,常在灌洗时发生创口(见图 3-6-1)。

四、处理

无症状且体积小的造口旁疝可以暂时不做处理,也可以使用特殊的专用于造口旁疝的造口腰带(图 3-6-2、图 3-6-3)。有症状且影响造口功

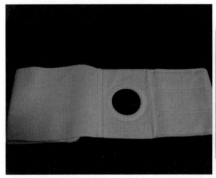
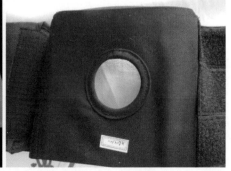

图 3-6-2 造口腰带

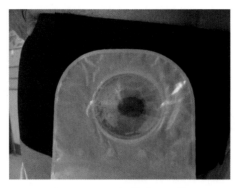

图3-6-3　佩戴造口腰带

能的造口旁疝,无论大小,都应该施行手术治疗。手术前,首先治疗引起腹内压升高的疾病。手术过程包括修补腹壁缺损、切除疝囊,可以选择性地重建造口,通常手术效果良好。如果预估修补术后有复发的可能,则应当改为经腹直肌造口,同时修补原来的造口。

五、预防

可通过控制慢性咳嗽、避免过度肥胖或消瘦、避免剧烈活动和抬举重物、解除尿路梗阻症状、保持大便的通畅、定时自查腹部是否对称等手段进行预防。

案 例 解 析

患者黄先生,76岁,于2011年5月直肠占位性病变,经检查后诊断为直肠癌。同年6月在全麻下行腹腔镜直肠癌根治术,术后恢复良好。患者定期到医院复查,术后4年发现腹部造口周边有隆起,遵医嘱使用造口疝腰带,随后情况未恶化。近1年突发肺炎,咳嗽加剧,造口边隆起严重,偶有排便困难,遂到院就医。

护 理 措 施

1. **评估**　患者出现造口旁疝与手术时造口未穿过腹直肌鞘有关,造口旁疝加重与患者反复咳嗽,并未做到很好保护有关。

2. **预防**　指导患者到呼吸科就诊；控制及治疗咳嗽；同时避免提重物；控制体重、减轻腹压。

3. **处理**　咳嗽时需用手按住造口部位；选择柔软的造口底盘；禁止结肠灌洗；完善术前检查，如果出现肠梗阻，应即刻手术。

第七节　机械性皮肤损伤

一、定义

移除造口底盘时，皮肤的表皮层或真皮层出现了部分或完全剥离；也可表现为局部的持续 30 分钟，甚至更长时间的红斑或皮肤水疱、撕裂、浸渍。

二、发生原因

（1）反复地使用和移除造口底盘，使皮肤屏障功能受损。

（2）撕去造口底盘时过急或用力过猛。

（3）在底盘黏性最强时（24 小时内）去除造口底盘。

（4）使用额外的黏胶产品。

（5）造口周围皮肤水肿、皮肤菲薄等。

三、临床表现

疼痛；造口周围皮肤出现红斑和（或）其他皮肤破损表现，如表皮剥脱、皮肤撕裂、张力性水泡等（图 3－7－1）。

四、处理

（1）重新指导患者或家属掌握肠造口的护理技巧，应缓慢、轻柔、匀速地去除造口底盘。

（2）选择合适的更换造口底盘的频率，

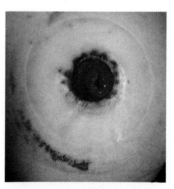

图 3－7－1　机械性皮肤损伤

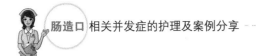
如果无底盘脱落、渗漏等情况,无需每天更换造口底盘。

(3) 选择合适的造口袋产品,建议使用黏性较低的造口底盘。

(4) 对于破损处皮肤,可使用皮肤保护膜、水胶体敷料等保护。

五、预防

(1) 正确更换造口底盘,操作规范、频率合适。

(2) 可使用辅助造口护理产品黏胶祛除剂协助去除造口底盘,减轻剥离造口底盘对造口周围皮肤的损伤。

(3) 造口底盘周围不能使用胶带,可使用造口腰带辅助加固。

(4) 对于皮肤条件较差、伴有水肿者,可使用皮肤保护膜或薄型水胶体敷料保护皮肤后再粘贴造口底盘,以加强对造口周围皮肤的保护。

案 例 解 析

患者邓女士,52岁,于2018年5月因超低位直肠癌,行直肠癌根治及乙状结肠造口术,术后7个月因"造口旁皮肤破损、疼痛"来医院就诊。患者自述2个月前学会自行更换造口袋,因自觉排泄物较多,伴有异味,故隔天甚至是每天更换造口袋。2周前出现造口处皮肤发红,略有疼痛,近日疼痛较之前明显,皮肤破损显著,且造口底盘不易粘贴,故来医院就诊。

护 理 措 施

1. 评估

(1) 全身评估:患者无糖尿病,但体型消瘦,BMI为17。

(2) 局部评估:乙状结肠单腔造口,造口黏膜呈色红,无水肿,突出皮肤1.5 cm,排出黄色软便。造口周围皮肤,9点钟至6点钟方向有一处4.5 cm×0.5 cm的皮肤破损,DET评分4分。

2. 处理

(1) 重新评估患者和家属更换造口袋的技巧。

(2) 皮肤破损处使用藻酸盐和水胶体敷料,促进伤口愈合,减轻局部疼痛。

（3）指导患者和家属根据造口底盘溶胶及渗漏情况，正确选择合适的更换频率。

3. 预防

（1）去除造口底盘和清洗造口周围皮肤时，动作宜轻柔。

（2）选择合适的更换造口底盘的间隔时间。

（3）有条件者，可使用黏胶祛除剂协助去除造口底盘；使用皮肤保护膜或薄型水胶体敷料保护皮肤，加强对造口周围皮肤的护理。

第八节　造口周围静脉曲张

一、定义

造口周围静脉曲张是指发生在造口周围的静脉曲张。主要见于各种原因（肝脏疾病居多）引起的门静脉高压的患者，当高压的门静脉系统通过肠系膜血管和低压的体静脉系统的腹壁下血管形成交通支时会导致造口周围的静脉曲张。

二、发生原因

（1）肝硬化门静脉高压：因门静脉高压没有获得有效控制而导致门-体静脉分流，引起除食管胃底静脉曲张外，还有其他部位，甚至在肠造口位置的异位静脉曲张（图3-8-1）。

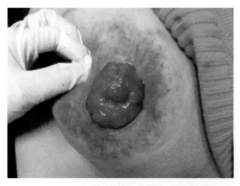

图3-8-1　造口周围静脉曲张

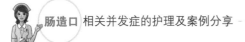

（2）造口周围静脉曲张出血：主要由于造口硬质底盘的压迫、磨损，或造口处排泄物的渗漏腐蚀（图3-8-2）。

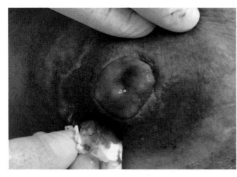
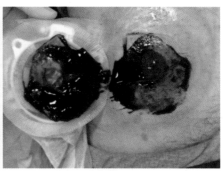

a

b

图3-8-2　造口周围静脉曲张出血

三、临床表现

（1）肠造口静脉曲张外观类似海蛇头，皮肤呈紫蓝色，主要因造口的皮肤黏膜交界周围形成了大量团块状曲张的静脉所致。

（2）造口处反复大量出血是典型症状。

四、处理

（1）局部治疗：发生轻微出血时应按压出血点止血，若按压止血无效时可使用止血药（如硝酸银烧灼，或1％肾上腺素棉球按压出血点），一般能有效控制初次出血。

（2）持续性出血：可行肝内门-体静脉支架分流术（TIPS手术），或手术结扎曲张静脉，或重新做造口术。

五、预防

（1）指导患者更换造口袋及清洗时动作要轻柔。

（2）避免使用材质硬的造口底盘。

（3）减少剧烈活动，避免摩擦造口周围皮肤。

案 例 解 析

患者,男性,67岁,原有酒精性肝硬化病史,2年前诊断为直肠低分化癌伴肝转移。当时由于未及时就诊,出现肠梗阻症状后才送医救治,于急诊下行 Hartmann 手术。患者肠造口术后23个月,本次因造口袋内出现大量血液而就诊。

护 理 措 施

1. 评估

(1) 局部评估:患者造口袋内可见鲜红色伴有血块的液体,约100 ml。

(2) 全身评估:患者消瘦,BMI 15,脸色微黄、唇色苍白、腹部微隆。主诉眩晕、乏力,之前造口处发现少量出血时即给予按压及应用造口粉,即可自行止血。本次在更换造口袋后出血不止,因3~4小时无法自行止血而急诊就医。

2. 处理

(1) 轻柔撕去造口底盘,明确出血部位,撒上造口粉后按压5~10分钟再缓慢松开,出血暂停后,检查肠造口内有无血液溢出。

(2) 肠造口周围皮肤有放射状紫色条纹改变,皮肤完整但菲薄。可明确造口出血的部位为造口与皮肤的交界处,导致出血的原因是本次更换造口底盘时损伤了曲张的静脉。

3. 预防

(1) 对于晚期肿瘤,特别是既往有肝硬化史的患者,建议使用柔软底盘的一件式造口袋;底盘裁剪完成后,用手抚平裁剪的边缘,以免损伤曲张的静脉。

(2) 指导患者和家属更换造口袋和擦拭造口周围皮肤时动作应轻柔,避免损伤曲张静脉。

(3) 如有皮肤菲薄,建议使用皮肤保护膜喷剂,降低揭除造口底盘时引起损伤的风险。

(4) 加强造口局部的保护,避免压、撞、碰。

(5) 必要时消化科就诊,控制、缓解肝硬化引起的症状。

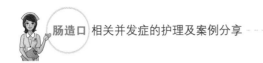

第九节　黏　膜　移　植

一、定义

黏膜移植是指造口周围皮肤上有肠黏膜移位生长。

二、发生原因

(1) 手术操作时造口未缝合于真皮层,仅缝于表皮层所致。
(2) 造口底盘材质较硬,裁剪开口过小。
(3) 造口边缘经常受压,黏膜随损伤部位向外扩展生长所致。

三、临床表现

(1) 肠黏膜移植至造口周围皮肤(图3-9-1)。

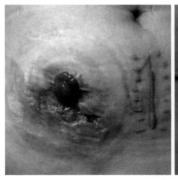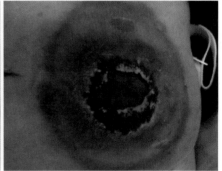

图3-9-1　黏膜移植

(2) 黏膜有黏液分泌,使造口周围皮肤潮湿,造口底盘容易脱落。

四、处理

(1) 清洗造口周围皮肤后,使用硝酸银棒对造口周围黏膜溃疡进行点状间隔烧灼,使其颜色变为灰色。
(2) 造口周围皮肤及黏膜移植处撒上造口护肤粉并均匀抹开。
(3) 造口周围破损处皮肤,可用水胶体敷料等保护。

五、预防

（1）指导患者及家属更换造口袋时动作应轻柔，避免加重造口损伤。

（2）重新量度造口外形与尺寸。

（3）对细小的造口黏膜移植可使用造口粉。

案 例 解 析

患者郭先生，69岁，于2018年11月因低位直肠癌行永久性造口术。患者每天用冲洗壶冲洗造口袋数次，自觉造口底盘裁剪小一点可以减少渗漏。近日造口周围不适加重，造口底盘更换频率增加，造口周围皮肤瘙痒、疼痛，底盘粘贴困难而来医院就诊。

护 理 措 施

1. 评估

（1）全身评估：患者无高血压病、糖尿病，BMI为23。

（2）局部评估：乙状结肠单腔造口，造口黏膜呈椭圆形，色红，无水肿，突出皮肤表面1 cm，排出黄色软便。造口周围皮肤有一圈0.5～1 cm的溃疡带，DET评分为9分。

2. 处理

（1）轻柔揭除造口底盘，清洗造口周围皮肤时动作轻柔。

（2）对轻度细小的黏膜移植可采用护肤粉，或使用藻酸盐敷料，并给予水胶体敷料加强保护。

（3）可使用硝酸银棒对造口周围黏膜移植处进行点状烧灼。

（4）指导患者和家属正确评估造口底盘的裁剪大小，必须根据造口实际的大小、形状准确进行裁剪。

3. 预防

（1）指导患者和家属掌握正确的揭除造口底盘的操作，必要时可使用黏胶清除剂。

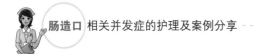

（2）正确评估造口底盘裁剪的大小。

（3）有条件者，使用皮肤保护膜保护皮肤，加强造口周围皮肤的保护。

第十节 坏疽性脓皮病

一、定义

坏疽性脓皮病是一种以造口周围皮肤破坏性溃疡为特征的反应性炎症性皮肤病，除造口周围外还可出现在全身任何部位。若溃疡深，常伴有坏死、潜行伤口，患者造口周围疼痛感明显。常与原有自身免疫性疾病有关。

二、发生原因

原因尚不明确，可能与炎症性肠病和其他自身免疫性疾病有关，且外伤、注射、手术、蚊虫叮咬等皮肤损伤可诱发坏疽性脓皮病。

三、临床表现

（1）疼痛明显，为最典型特征之一，触碰溃疡面或接触排泄物后疼痛加剧。

（2）最初表现为造口周围皮肤出现一个小脓疱，而后迅速进展为溃疡性、化脓性的皮肤损害，可有坏死、潜行伤口，边缘不齐可呈锯齿状，常规清创、换药伤口愈合效果不明显（图3－10－1）。

（3）愈合后可形成萎缩性筛状瘢痕。

四、处理

（1）根据 TIME 原则，根据溃疡的不同阶段给予不同的换药方法处理伤口。

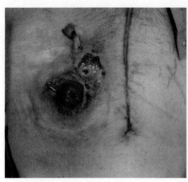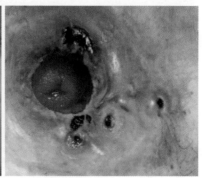

图3-10-1　坏疽性脓皮病

（2）操作时动作轻柔，根据渗液情况合理安排更换敷料的频率，更换敷料时一起更换造口底盘。

（3）必要时根据医嘱，正确应用口服糖皮质激素免疫治疗。

（4）加强营养支持，补充维生素，进食软食、易消化、少纤维、富营养的食物。

五、预防

（1）指导患者进行疾病自我管理，坚持规范化治疗，按医嘱调整治疗方案，逐渐减少激素治疗剂量，以达到长期稳定疾病的效果。

（2）定期随访，复查血常规、红细胞沉降率、C反应蛋白、电解质、肝肾功能等指标。

（3）保持情绪稳定，指导患者发现异常时及时就诊。

（4）指导患者和家属正确掌握更换造口的操作步骤及频率。

案 例 解 析

患者崔先生，56岁，于1年前因重度溃疡性结肠炎，在外院行全结肠切除和回肠造口术。本次因"造口周围皮肤溃破、疼痛"而来医院就诊。患者诊断为溃疡性结肠炎10年余，1年前溃疡性结肠炎加重，行全结肠切除和回肠造口术，2周前出现皮肤多处破损、疼痛明显。

护 理 措 施

1. 评估

（1）全身评估：患者无糖尿病，除造口周围皮肤外，无其他皮肤红斑破损，体型消瘦，BMI 为 16.5。

（2）局部评估：回肠单腔造口，造口黏膜色红，无水肿，突出皮肤 2 cm，排出黄色软便。造口周围皮肤，时钟 3：00～6：00 点见散在多处皮肤溃破，呈红色，伴有量少脓液，疼痛评分为 3 分，触碰时疼痛更明显，DET 评分为 6 分。

2. 处理

（1）根据溃疡面情况，运用湿性愈合理论选择合适的敷料，可使用藻酸银敷料覆盖创面，水胶体敷料外层固定，然后再使用造口底盘。

（2）根据医嘱，给予药物治疗，加强营养支持。

（3）每次更换造口底盘时，检查造口底盘及伤口敷料吸收渗液的饱和情况，选择合适的更换频率。

3. 预防

（1）指导患者坚持规范化治疗，按医嘱正确服药，以达到长期稳定病情的效果。

（2）保持情绪稳定，定期随访。

（3）指导患者及时发现异常，如皮肤出现红斑、脓疱、破损、疼痛明显等，应及时就诊。

（4）指导患者和家属正确更换造口底盘的规范操作及更换频率。

第十一节　造口周围恶性肿瘤

一、定义

造口周围恶性肿瘤是指肠造口黏膜及周围皮肤发生的肿瘤组织弥漫性

浸润,常累及造口周围皮下组织、肠管,并可下延至肌层、腹腔,是肠恶性肿瘤术后非常严重的复发病灶。

二、发生原因

(1) 手术时,肠管脱落的肿瘤细胞种植于肠造口组织。
(2) 恶性肿瘤的转移复发。

三、临床表现

(1) 肠造口黏膜或周围皮肤出现异常肿块,最初为1个或多个小结节,然后逐渐增大融合,甚至溃破(图3-11-1)。

(2) 溃破处的渗液多伴有出血和异味。

(3) 更换造口袋或指诊时,可触及硬块。

(4) 可出现造口狭窄,引起排便困难、梗阻症状。

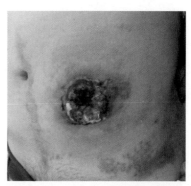

图3-11-1　造口周围恶性肿瘤

四、处理

(1) 肿瘤小且皮肤完整时可喷洒皮肤保护粉。

(2) 肿瘤创面渗液多且伴有异味明显时,可选用冲洗的方法,冲力不宜过大,冲洗液可选用抗生素溶液,并用造口袋收集渗液和排泄物。

(3) 指导患者选用柔软、材质温和、容量较大的一件式造口袋,以减少局部的摩擦和触碰,避免出血。

(4) 应按造口及周围恶性肿瘤的大小裁剪造口底盘,避免局部的摩擦和出血。

(5) 肿瘤创面发生出血时,可用藻酸盐敷料覆盖或喷洒护肤粉进行止血。

(6) 根据病情,进行手术治疗或放化疗。

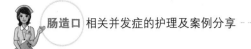

五、预防

(1) 指导患者和家属更换造口时,检查造口黏膜及造口周围皮肤的情况。

(2) 加强营养,增强体质,提高机体的免疫力。

(3) 定期复诊,进行相关检查,复查肠造口情况。

(4) 发现造口黏膜或造口周围皮肤有异常结节时应及早就诊。

案 例 解 析

患者王先生,48岁,于3年前因直肠低分化癌行直肠癌 Miles 术。近3个月来,发现造口黏膜上有一个肿块并逐渐增大,触之易出血。本次因造口黏膜上肿块伴有出血来医院就诊。患者自述3个月前发现造口黏膜上有一黄豆样突起,但未引起重视,近日发现肿块增大明显,且边缘不整齐,伴有液体渗出,触之易出血,故来医院就诊。

护 理 措 施

1. 评估

(1) 全身评估:患者无糖尿病,BMI 为 22.5。

(2) 局部评估:乙状结肠单腔造口,造口黏膜色红,无水肿,突出皮肤 2 cm,肠造口周围皮肤有大小不一的结节,表面伴有黄色渗出物。打开造口袋可闻及明显异味。

2. 处理

(1) 选用造口底盘较柔软、容量较大的一件式造口袋,避免局部摩擦出血。

(2) 指导患者和家属在造口袋 1/3 满时即可排放,减少排泄物对造口周围皮肤的刺激。

(3) 注意保护造口部位皮肤,避免碰撞。

(4) 转诊医生,进行后续的进一步治疗。

3. **预防**

（1）指导患者和家属更换造口时，掌握观察造口黏膜及造口周围的皮肤情况。

（2）加强营养，增强体质，提高机体的免疫力。

（3）根据医嘱定期复诊，发现造口黏膜或造口周围皮肤出现异常结节时应及早就诊。

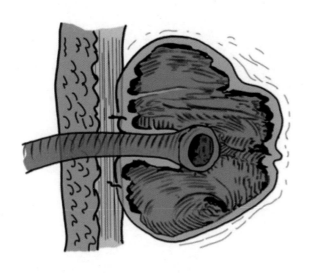

第二篇
漫画宣教与专利创新

第四章

肠造口漫画宣教

• 第一节　日常生活宣教

一、不能好好吃饭

有了肠造口，就不能"好好吃饭"了吗？

小晶得知自己患了肠癌需要做"肠造口"手术后，身为吃货的她犹如晴天霹雳，觉得活下去也没什么意思了，整个家庭也都乱了套。在爸爸、妈妈一再哀求下小晶答应了住院……

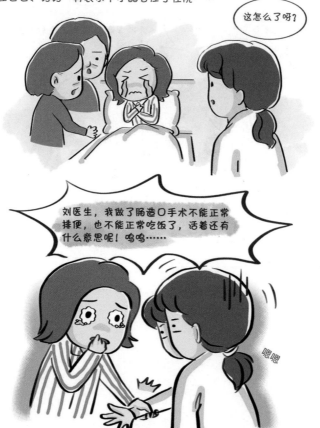

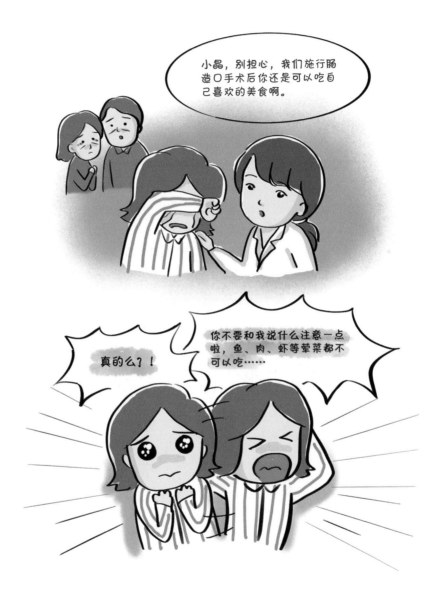

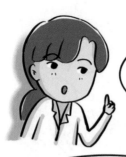

荤菜是可以吃的，关键是饮食均衡就可以了。另外呢，还是要避免消化不良和肠功能紊乱。

进食过程中，我们需要注意，避免进食不易消化的食物，如柿子、糯米类（粽子、汤圆、年糕、糕饼）等，因为这些食物进食后易引起肠梗阻。

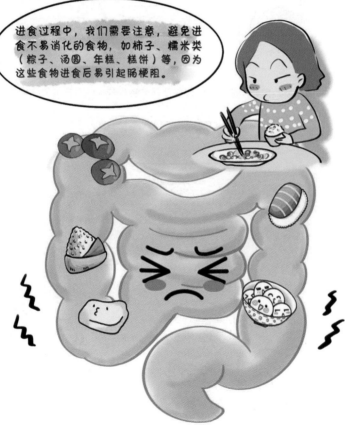

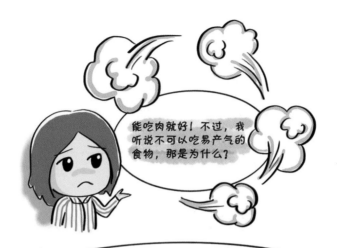

能吃肉就好！不过，我听说不可以吃易产气的食物，那是为什么？

因为我们做好肠造口手术后需要佩戴造口袋，吃易产气的食物后会增加肠道排气，给肠造口的护理带来不便。因此，要避免进食豆类（如黄豆、赤豆、绿豆等）、空心菜、碳酸饮料、瓜子、花生、萝卜、油炸食物、啤酒、豆浆、牛奶等。

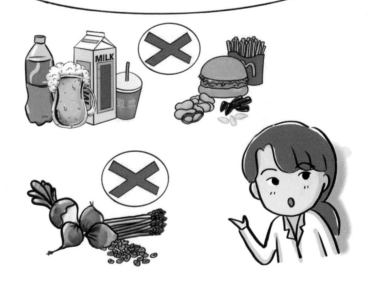

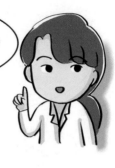

还有啊，手术后依然可以像正常人一样吃饭，我们每日需补充水分1500～2000 ml，保持大便的通畅；进食时细嚼慢咽有利于肠道消化。

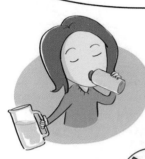

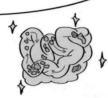

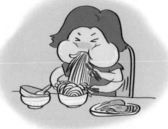

您这样说我就放心了……还有个问题，有了造口以后身上是不是一直会有难闻的气味？

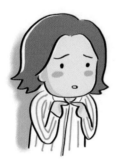

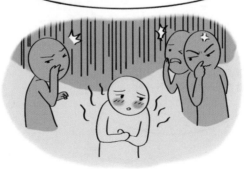

别担心，你可以这样做：在饮食上，要少食易产生异味的食物，如洋葱、蒜类、韭菜、红薯、花椰菜、芦笋、卷心菜、芝士等，以及辛辣调味品（如辣椒、花椒、咖喱等）。

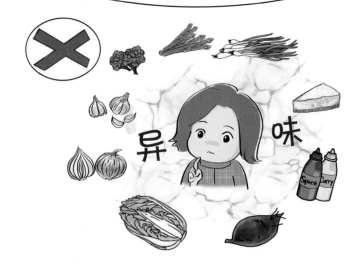

异 味

还有，平时护理要注意及时倾倒造口袋内的粪便，这样身上就不会有难闻的气味咯。

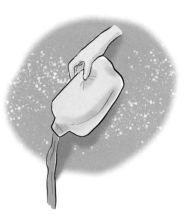

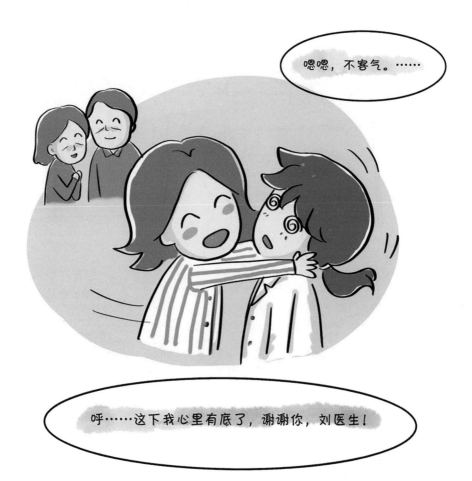

二、不能结婚

亲爱的，我不能和你结婚了！

小晶的手术很顺利，身体也恢复得很不错，但是小晶却开始拒绝见她的男朋友，床位责任护士小李全看在了眼里……

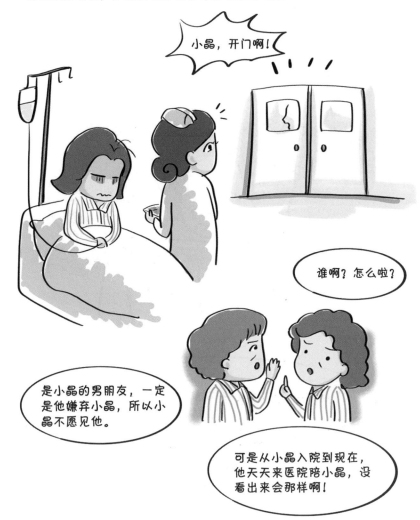

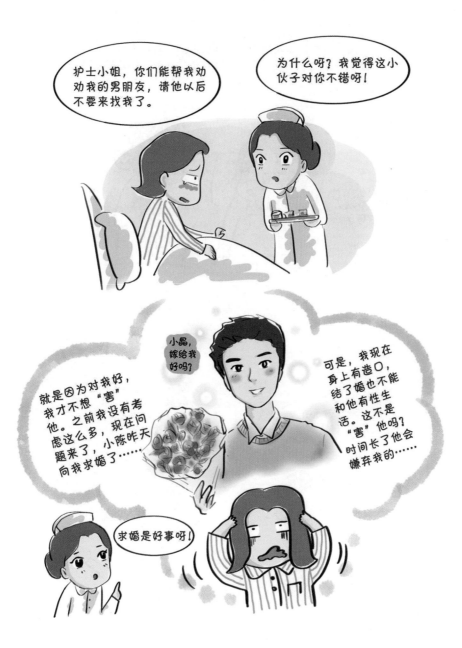

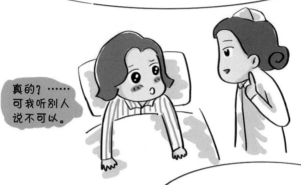

小晶，你能把问题说出来是非常好的，有很多患者不愿意提及这个问题。我现在就告诉你，有了肠造口依然可以有正常的性生活哦。

真的？……可我听别人说不可以。

肠造口术后，适度性生活对术后的康复及生活质量的提高反而是有益的。

还有这种说法啊？

要做哪些方面的努力呀？

当然，因为做了肠造口手术，性生活的质量会有所下降。但是我们通过这几个方面的努力是可以得到改善的。

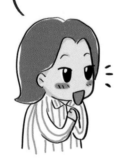

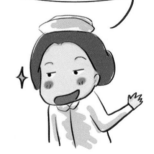

(1) 首先要自信，不要畏惧性生活，要接受自己，如果你自己感觉良好，那么你的伴侣也会产生良好的感觉。

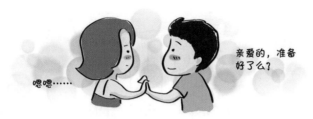

(2) 性生活前，可以布置一个比较浪漫的环境，柔和的灯光、鲜红，还有抒情的音乐都可以带来意想不到的感受。

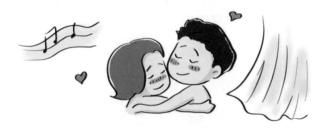

(3) 最重要的是养好身体，因为"性"生活会消耗一定的体能。因此，肠造口手术后至少3个月才能开始尝试性生活。

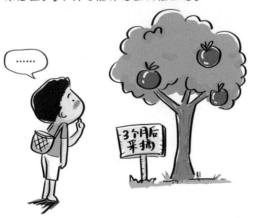

(4) 选择合适的时间。为了避免肠造口排泄物过多，最好在餐后2~3个小时进行。

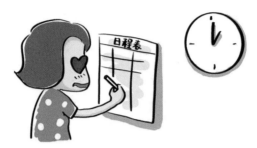

(5) 如果不想在性生活过程中看到肠造口而影响心情，可使用不透明的造口袋、腹带等。

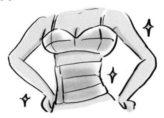

(6) 姿势的选择。性交过程中可尝试不同的姿势，以便选择最舒适、最合适的方式，不宜直接压迫肠造口，如果有疼痛可以使用润滑剂（女性如果是直肠切除，宜采取上位的姿势。若是全膀胱切除，最好采取下位的姿势，减少对阴道的撞击）。

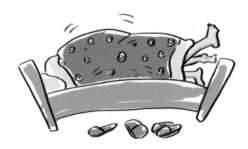

(7) 注意情绪的调节，避免把所有的注意力都放在肠造口上，和对方要互相爱抚、彼此欣赏。

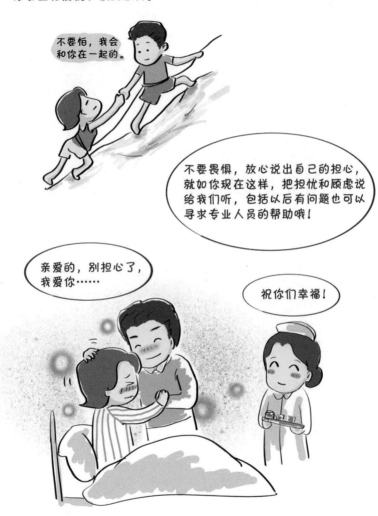

三、世界那么大

> 世界那么大，我想和你一起去看看！

　　小晶和他的男友小陈结婚了，小晶已掌握了肠造口的日常护理，日子也过得很幸福。转眼1年过去，夫妻俩来到医院复查，她的各项指标都很好，并和医生分享了自己的婚后生活……

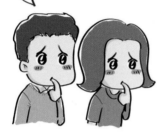

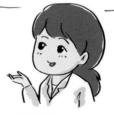

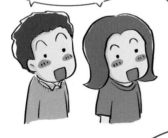

可以携带一些常用药物，例如止泻药等。

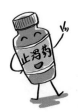

随手携带造口装备，造口袋应备一些在随身的行李中，不要全部托运，以便随时更换。

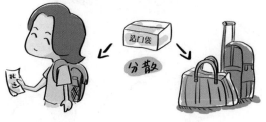

飞机上，宜选用开口袋或带有过滤炭片的造口袋。

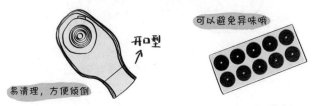

随身自备一瓶矿泉水，渴了可以喝，发生意外时可以冲洗。

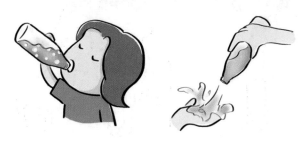

外出时要带足够的造口用品，途中无法清洗可直接丢弃。

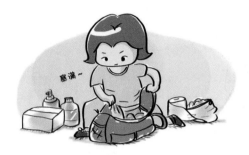

小心饮食，避免食用不洁食物引起腹泻。

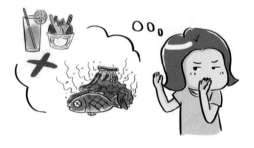

外出旅游时避免过于劳累和情绪激动。

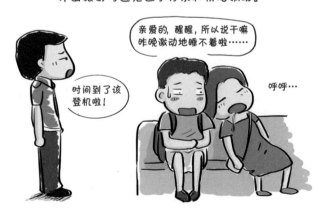

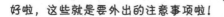

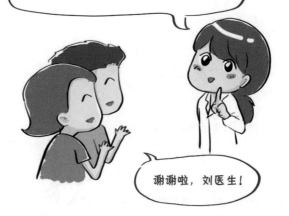

好啦，这些就是要外出的注意事项啦！

谢谢啦，刘医生！

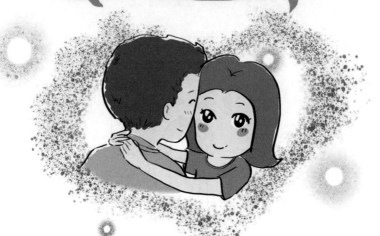

世界那么大，我终于可以和你一起去看看了……

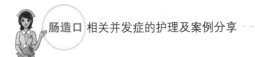
四、喜大普奔

喜大普奔，小晶"有了"！

经过长时间的准备，小晶终于怀孕了！这真是喜闻乐见、奔走相告的好消息……

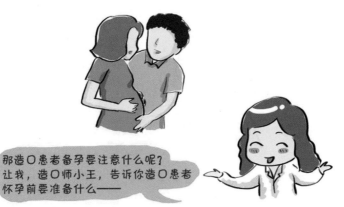

那造口患者备孕要注意什么呢？让我，造口师小王，告诉你造口患者怀孕前要准备什么——

(1)等待好的妊娠时机。等待术后1~2年再怀孕。术后修养1~2年，有利于身体全面康复，腹肌增强及营养状况的改善，营养全面均衡以满足自身及胎儿生长发育的需求。

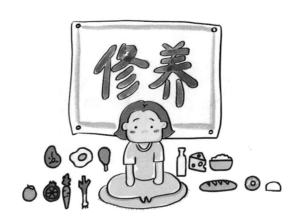

(2) 心理准备。肠造口患者需要了解她们和其他妇女一样，可以有一个舒适、安全快乐的妊娠过程。

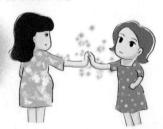

虽然你有造口，但我们一样都能生出健康的宝宝哦～祝你好"孕"，加油哦！

(3) 寻求适当的医疗资源。一个健全的肠造口妊娠团队，包括产科医生、胃肠外科医生和造口治疗师。门诊可以消除患者许多疑虑、恐惧，以及增加妊娠相关方面知识的了解。

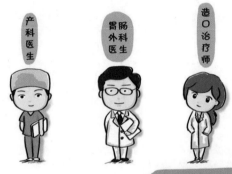

产科医生

胃肠外科医生

造口治疗师

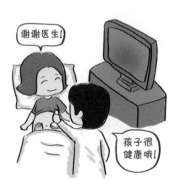

谢谢医生！

孩子很健康哦！

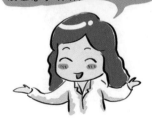

看，小晶通过自己充分的孕前准备，成功升级为一名准妈妈！在喜悦来临的同时，接下来的孕期也不能忘记这些保健措施及注意事项哦！

(4)合理饮食。肠造口患者妊娠期间会发现自己比以前需要更多的水分，粪便变得更加细、稀。因此，应该注意水分的补充。妊娠晚期子宫压迫肠道可能会造成机械性肠梗阻，体位改变和流质饮食可以预防这个问题。

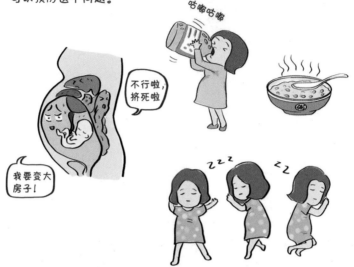

(5)规律检查，定期产检。最好就诊时携带一张记录自我信息的卡（记录肠造口的类型，以及保肛还是不保肛的手术类型）。
除了产科定时检查胎儿发育及自身脏器功能外，还要定期到胃肠外科医生或造口师那里进行检查，了解妊娠对肠造口的影响，有无造口脱垂、造口旁疝，以及造口袋粘贴的稳固性等。

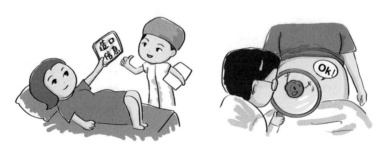

(6) 适当运动。避免长时间同一体位，站、立、坐或行走交替进行。注意避免强体力劳动，尤其是增加腹压的活动，以免增加发生肠造口脱垂及造口旁疝的风险。

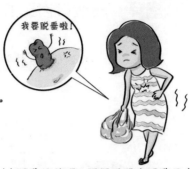

(7) 肠造口护理。妊娠过程中肠造口血供增加，容易出血，肠造口护理时动作要轻柔，避免其周围皮肤的摩擦，并注意观察肠造口出血情况。

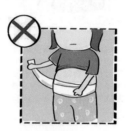

(8) 妊娠期间不宜使用腹带，避免影响血液循环，不利于胎儿的生长发育。

哈！你瞧，努力的小晶顺利地生下了一个健康的宝宝，过上了幸福美满的生活！

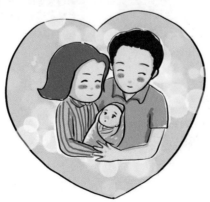

第二节　肠造口肉芽肿合并过敏性皮炎的宣教

肠造口肉芽肿合并过敏性皮炎

患者徐阿姨，直肠癌根治+乙状结肠单腔造口术后1个月，来造口门诊更换造口袋。

> 好的，让我检查一下。

> 小王，最近我的造口很痛，周围皮肤很痒，快帮我看看……

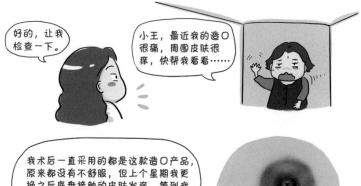

> 我术后一直采用的都是这款造口产品，原来都没有不舒服，但上个星期我更换之后底盘接触的皮肤发痒，等到我再更换造口底盘时，就发现造口周围皮肤发红发痒，造口旁边还有些痛。

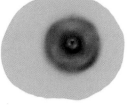

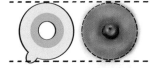

> 从目前看来，你造口周围皮炎形状与造口底盘的形状一致，应该是这类造口底盘过敏导致的过敏性皮炎。

> 另外，因为您手术时用的是可吸收缝线，这里有根缝线还没有完全吸收，因为缝线刺激导致您的肠黏膜和接触的地方出现一个小息肉状颗粒。由于这两个问题，才导致造口周围的皮肤又痒又痛。

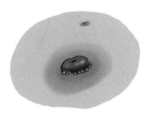

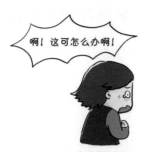

啊！这可怎么办啊！

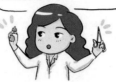

不要担心，这就是普通的肉芽肿，我帮您把这根缝线去除，再用些造口粉就会好了。

另外，过敏性皮炎，在护理时需要注意：
①涂抹一些激素类药膏，10分钟后用清水洗干净周围皮肤。
②擦干后需要更换另一品牌的造口底盘，去除过敏原。

换我来和你作伴吧！

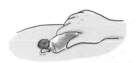

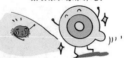

去除您的皮肤过敏原，就会慢慢好起来的哦。

另外，更换造口底盘时建议这么做：
①在皮肤没有恢复前增加造口袋的更换频率。
②将造口底盘裁剪至合适的大小，这一点非常重要，因为造口底盘剪裁太小会经常摩擦造口边缘，也可能引起造口肉芽肿的再次发生。

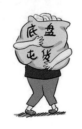

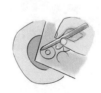

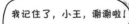

我记住了，小王，谢谢啦！

第三节　肠造口脱垂合并黏膜移植的宣教

肠造口脱垂合并黏膜移植

患者汤阿姨，横结肠造口手术后13个月，近期多次发生肠造口脱垂。近日肠造口脱垂近10 cm，来医院就诊，造口师让汤阿姨平躺到检查床上。

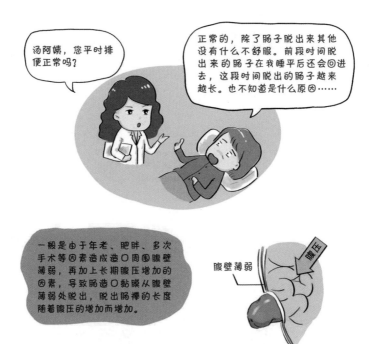

汤阿姨，您平时排便正常吗？

正常的，除了肠子脱出来其他没有什么不舒服。前段时间脱出来的肠子在我睡平后还会回进去，这段时间脱出的肠子越来越长。也不知道是什么原因……

一般是由于年老、肥胖、多次手术等因素造成造口周围腹壁薄弱，再加上长期腹压增加的因素，导致肠造口黏膜从腹壁薄弱处脱出，脱出肠襻的长度随着腹压的增加而增加。

腹壁薄弱

腹压

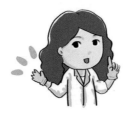

您放轻松，不要紧张，我通过手法复位将您脱出的肠管回纳于腹腔内。

汤阿姨，我已经将您的肠子回纳进去了。但我在移除您的造口袋时，发现您的造口底盘孔径偏小，材质偏硬，肠黏膜移植至造口周围皮肤。

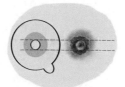

对于这种情况护理时要注意以下几个问题：

(1) 根据您的造口大小重新测量造口外形及尺寸，帮您选择质地柔软的造口底盘，并剪裁合适孔径，比造口大1~2mm，安装造口袋。

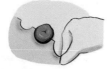

(2) 您现在的造口黏膜移植比较小，可使用护肤粉并涂抹均匀，护肤粉会黏附在创面上，将多余的护肤粉拭去即可。

(3) 将圆头奶嘴缝合固定在造口底盘的底环上从而固定肠襻，避免肠管脱出，然后再配戴好造口袋。

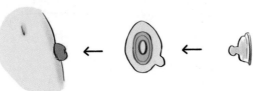

(4) 另外您还需要佩戴造口弹性腹带。

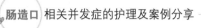

(5)您平时还需要注意避免增加腹压，做好以下几点：
　①多饮水，多进食粗纤维食物，保持排便通畅。
　②避免增加腹压的体育锻炼，如仰卧起坐、举重等。
　③咳嗽时用手按压肠造口部位，以减轻腹部压力。
　④不能手提重物。

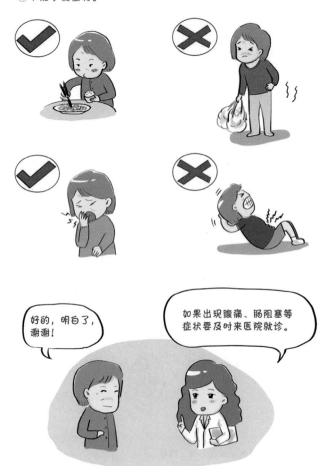

第四节 肠造口回缩合并潮湿性皮炎的宣教

肠造口回缩合并潮湿性皮炎

患者张先生，60岁，直肠癌根治术后1月余。回肠造口，出院后由家属更换造口袋，近日造口袋粘贴多次渗漏，1天内需换3次造口袋，发现造口周围皮肤破溃伴刺痛而来医院造口门诊就医。

我刚出院，在家躺得比较多，造口袋没有漏过，现在身体恢复后睡在床上的时间少了，就开始漏了，1天要更换好几次造口袋。

你不要急，我帮你检查一下。

老张，从外观上看你的肠造口内陷于皮肤表面，发生了肠造口回缩。肠黏膜红润，排便稀薄，周围皮肤发红、破溃。

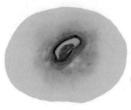
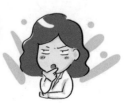

坐起时可见造口内陷更加明显？

是啊是啊……

怪不得我觉得造口周围皮肤很痛……

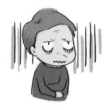
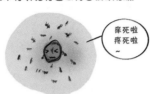

痒死啦疼死啦~

造口回缩导致造口袋容易渗漏，粪水刺激您的造口周围皮肤，导致皮肤表面溃疡。我会帮你重新选用一个适合你的凸面造口底盘，再配合造口腰带，这样可以加压肠造口周围皮肤，使你的肠造口基部膨出，有利于排泄物的排出。

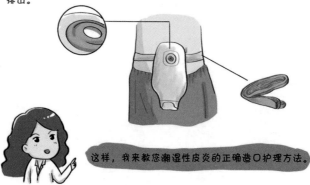

这样，我来教您潮湿性皮炎的正确造口护理方法。

①清洁造口周围皮肤后，在造口周围皮肤上喷护肤粉并涂抹均匀，护肤粉会黏附在创面上，然后将多余的护肤粉拭去。
②沿造口周围皮肤顺时针涂抹皮肤保护膜，待干。
③于造口黏膜与皮肤交界处涂防漏膏。
④安装造口底盘和造口袋。
⑤佩戴造口腰带。

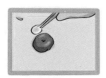

清洁

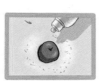

喷洒护肤粉

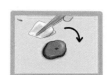

涂抹皮肤保护膜

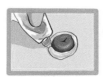

使用防漏膏

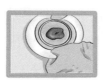

安装造口底盘和造口袋

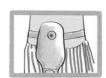

佩戴造口腰带

这样就不会漏了,是吗?

是的,另外你还需要控制体重,适当增加锻炼,避免体重过度增加。

可根据爱好与身体的耐受力选择一些不太剧烈的运动,并且避免腹内压增高的动作。

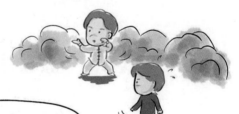

嗯嗯,我一定控制体重,谢谢。

第五节　假疣性表皮增生合并尿结晶的宣教

假疣性表皮增生合并尿结晶

患者朱先生，75岁，泌尿道造口术后6年，来造口护理门诊更换造口袋。

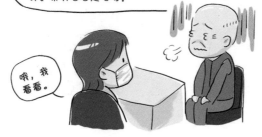

小李，我造口旁边有一粒粒的突起，并且越来越多。还有造口黏膜有一些白色颗粒样的东西，蛮硬的，像盐结晶一样，怎么也擦不掉。帮我看看是啥呀？

哦，我看看。

您的造口边缘皮肤增厚，呈疣状增生，质地较硬，还有皮肤色素沉着。这是假疣性表皮增生。

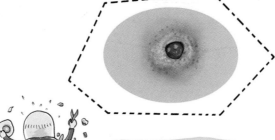

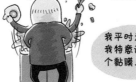

我平时为了不刺激到这些增生的皮肤，我特意还把造口底盘剪大……还有那个黏膜上的结晶擦也擦不掉……

您的造口出现这些增生，是由于尿液与造口周围皮肤长期接触，引起的皮肤慢性炎症，造成了皮肤良性增生病变。所以您不能把造口底盘剪得太大。

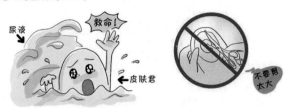

还有您的造口黏膜上是尿酸结晶，是由于摄取太多的碱性食物，再加上水分摄入不足，导致尿液偏碱性形成结晶。

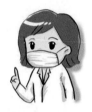

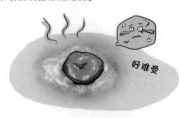

我现在教您正确的造口护理方法：

①首先用1:3食用醋加水稀释在局部湿敷肠黏膜约20分钟后擦拭，轻轻清洗白色结晶体，再用生理盐水棉球洗净，纱布擦干，最后在黏膜创面及泌尿造口边缘皮肤涂抹少量的造口护肤粉。

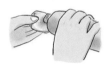

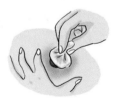

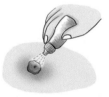

②造口底盘孔径比泌尿造口大1~2mm即可，切忌剪裁过大。

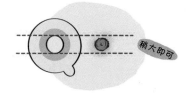

稍大即可

③尿结晶的发生与饮食中摄取较多碱性食物有关，再加上水分摄入不足引起。因此，要多喝水，每日饮水量为2000~2500ml，多摄取一些酸性食物如肉类、燕麦、面包、鸡蛋及面类，多吃新鲜蔬菜及水果，摄入大剂量的维生素C（每天4g）。

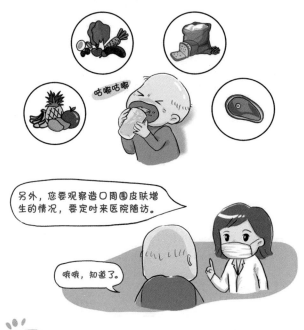

咕嘟咕嘟

另外，您要观察造口周围皮肤增生的情况，要定时来医院随访。

哦哦，知道了。

备注：
假疣性表皮增生必要时需进行组织学检查，排除恶性皮肤病变；严重者需手术治疗。

第六节　造口周围静脉曲张伴狭窄的宣教

肠造口周围静脉曲张合并肠造口狭窄

55岁的戴女士是一名结肠癌术后2年余伴有肝转移的肠造口患者。患者近日主诉恶心、呕吐伴腹胀而住院治疗。

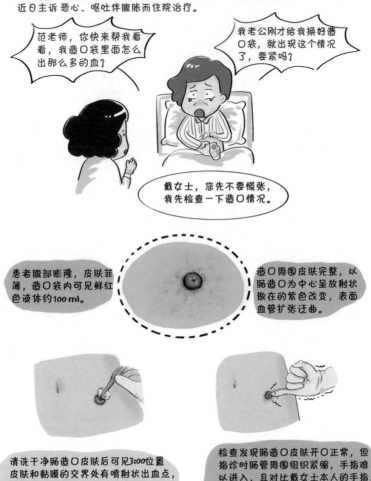

范老师，你快来帮我看看，我造口袋里面怎么出那么多的血？

我老公刚才给我换好造口袋，就出现这个情况了，要紧吗？

戴女士，您先不要慌张，我先检查一下造口情况。

患者腹部膨隆，皮肤菲薄，造口袋内可见鲜红色液体约100 ml。

造口周围皮肤完整，以肠造口为中心呈放射状散在的紫色改变，表面血管扩张迂曲。

清洗干净肠造口皮肤后可见3:00位置皮肤和黏膜的交界处有喷射状出血点，立刻用纱布加压止血，按压5分钟后，出血点已止血。

检查发现肠造口皮肤开口正常，但指诊时肠管周围组织紧缩，手指难以进入，且对比戴女士本人的手指，肠造口口径小于戴女士本人的小指前段，为肠造口狭窄。

戴女士，您的这个情况属于**肠造口周围静脉曲张导致的出血**。可能是刚才更换造口袋的时候没有抚平粗糙的造口开口边缘，割伤了外露的小静脉导致出血。另外，您造口有些狭窄，腹压增大也会加重肠造口周围静脉曲张。

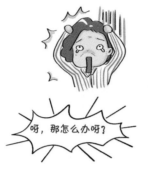

呀，那怎么办呀？

您别担心，我现在教您造口周围静脉曲张的正确护理方法，以及手指扩张造口的方法，以改善肠造口的狭窄。

①清洗干净肠造口及周围皮肤时，更换造口袋动作要轻柔，避免用力擦拭和撕除造口袋，避免局部受压和碰撞。

轻轻地撕拉~

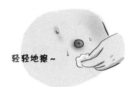

轻轻地擦~

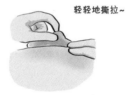

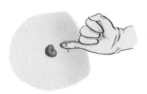

②手指扩张造口的方法：戴好手套后，小指涂上润滑剂（石蜡油或是开塞露等），然后轻轻插入肠造口内。感觉有阻力时停留3~5分钟，每天1次，需要长期坚持。

③帮您选用柔软的一件式造口袋，底盘剪裁完成后，一定记得用手抚平粗糙的开口边缘，以免割伤外露的小静脉。建议您粘贴造口袋前使用造口皮肤保护膜，降低撕拉造口底盘时引起创伤的风险。

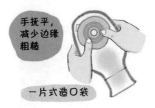

手抚平，减少边缘粗糙

一片式造口袋

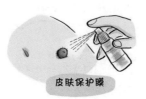

皮肤保护膜

④如果不慎碰到局部出血点时，可用纱布按压，压迫无法止血时需要立即来医院处理。另外，您还要注意观察肠造口狭窄的进展，如出现腹痛、腹胀，或是排便费力加重等肠梗阻症状，也要及时就诊。

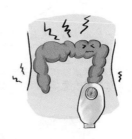

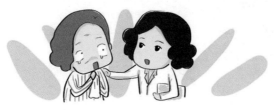

嗯！好的，谢谢。你这么一说我放心多了。

·第七节 造口周围毛囊炎合并机械性损伤的宣教

造口周围毛囊炎合并机械性损伤

刘先生，62岁，是一名结肠肿瘤回肠造口术后2个多月的患者，今天是老刘回医院造口专科门诊复查的日子。

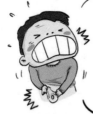

我造口旁边皮肤有好多个红色小疹子，你看我现在撕去造口底盘……哎呦喂那个疼啊，像毛发被拉扯了一样，皮都要撕破了。……

老刘，你移除造口底盘时手法不对，太粗鲁了，正确的操作是应该一手按压皮肤，另一手缓慢撕除底盘。你这样撕除太过暴力，造成造口周围皮肤损伤，而且你造口周围皮肤毛发比较多，受损的皮肤发生了毛囊炎。

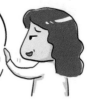

轻轻地撕除　按住皮肤

我只想着快点，怕大便漏出来，那现在怎么办呀？

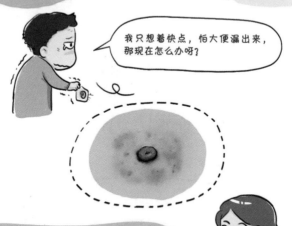

不要担心，幸好你现在只是毛囊炎的初期，局部以毛囊为中心的红色丘疹样改变，造口周围皮肤的损伤也不严重。如果再处理不当，就会形成脓疱的。

①用剪刀将你周围皮肤的毛发剪除。

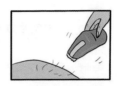

②用碘伏消毒后，再用生理盐水将残余的碘剂清洗干净，然后用纱布擦干。

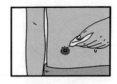

③在周围皮肤上喷护肤粉，涂抹均匀，护肤粉会黏附在创面上，然后将多余的护肤粉拭去。

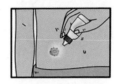

④沿造口周围皮肤顺时针涂抹皮肤保护膜，30秒待干，干燥后会形成一层膜，相当于第二层皮肤，能起到有效的保护作用。

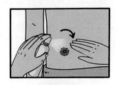

在家护理要及时剪除造口周围的毛发，而且撕除底盘时动作要轻柔，如果粘贴过紧，不易撕除时，可以使用黏胶剥离剂协助撕除。

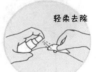

轻柔去除

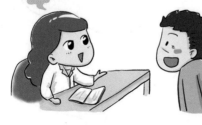

好的，知道了，谢谢！

·第八节　造口水肿合并出血的宣教

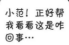

一天，造口师范范来到病房给9床的老潘更换造口袋……

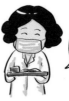

> 小范！正好帮我看看这是咋回事…

> 老潘，我来给您换袋子啦！

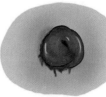

> 老潘，现在您的手术刚做好不久，肠造口有一些水肿、黏膜有些出血。不过不要过分担心，您的肠造口颜色没有改变，肠造口黏膜上的皱褶只是部分消失，是肠造口轻度水肿。

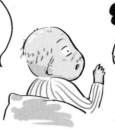

> 另外，您的肠造口排出的粪便是正常的，肠道内是没有问题的，可能是肠造口没有保护好，经常受到摩擦导致黏膜损伤而发生的渗血，渗血量也不是很大。

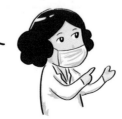

> 哎呀，这要怎么处理呀？

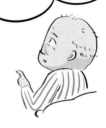

现在撒些护肤粉在您的肠黏膜上，再用纱布压迫止血，已经不渗血了。

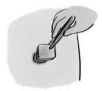

接下来注意观察肠造口水肿的消退情况，然后更换造口袋时先测量肠造口的大小，根据测量结果来剪裁造口底盘的孔径，一般比肠造口大1~2mm。

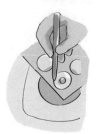
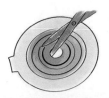

不需要开刀，一般为了避免肠造口黏膜损伤，对于襻式造口如使用环状支架管固定的，我们会给予剪开，减轻肠造口的水肿；局部肠黏膜给予3%氯化钠溶液或50%硫酸镁湿敷。

那造口水肿严重的一般都怎么治疗呀，要开刀吗？

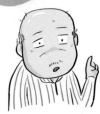
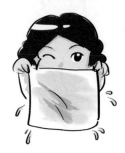

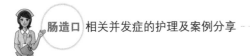
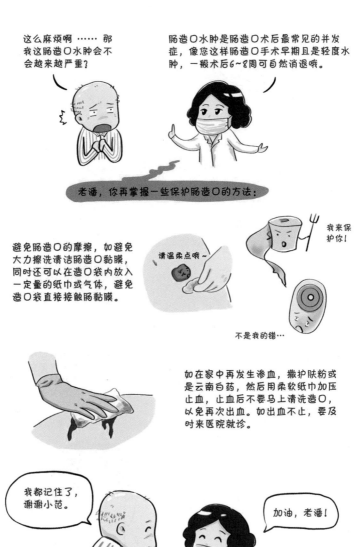

这么麻烦啊……那我这肠造口水肿会不会越来越严重？

肠造口水肿是肠造口术后最常见的并发症，像您这样肠造口手术早期且是轻度水肿，一般术后6~8周可自然消退哦。

老潘，你再掌握一些保护肠造口的方法：

避免肠造口的摩擦，如避免大力擦洗清洁肠造口黏膜，同时还可以在造口袋内放入一定量的纸巾或气体，避免造口袋直接接触肠黏膜。

请温柔点哦~

我来保护你！

不是我的错…

如在家中再发生渗血，撒护肤粉或是云南白药，然后用柔软纸巾加压止血，止血后不要马上清洗造口，以免再次出血。如出血不止，要及时来医院就诊。

我都记住了，谢谢小范。

加油，老潘！

第九节 银屑病合并真菌感染的宣教

银屑病合并真菌感染

老张，有银屑病史，直肠癌行预防性回肠造口手术后5个月，因造口袋渗漏，造口处疼痛来医院造口门诊就诊。

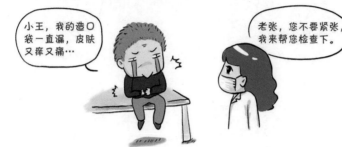

> 小王，我的造口袋一直漏，皮肤又痒又痛…

> 老张，您不要紧张，我来帮您检查下。

老张，您的造口局部脱皮而且有红斑，呈卫星状丘疹脓疱，您的问题是银屑病合并造口周围皮肤真菌感染，从而使造口袋粘贴不牢渗漏皮肤破溃出现瘙痒。

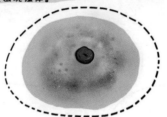

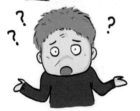

> 上次看了皮肤科，医生给我开了曲安尿素软膏治疗我的皮肤问题，但装了造口袋我不知道怎么用？

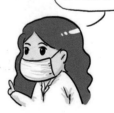

> 老张，您不要急，我示范给您看。

①首先是清洗好造口及周围的皮肤。

②曲安尿素软膏与抗真菌软膏（根据真菌涂片检查结果选用抗真菌药膏）交替涂抹10分钟后洗净皮肤及黏膜。

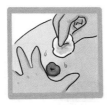

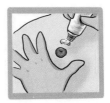

③在造口周围皮肤上喷护肤粉，涂抹均匀，护肤粉会黏附在创面上，然后将多余的护肤粉拭去。

④沿造口周围皮肤顺时针涂抹皮肤保护膜，待干。

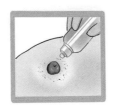

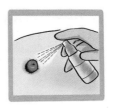

谢谢小王，你帮我换好造口袋，我感觉好多了。

您回去以后还需要增加营养，多食高蛋白、高维生素的食物，增强您的免疫力，这样恢复会更快一点。

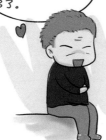

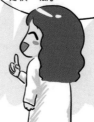

第十节　造口坏死合并皮肤黏膜分离的宣教

肠造口坏死合并皮肤黏膜分离

某日医师交班……

　　患者陈阿姨，69岁，在复合全身麻醉下行 Miles 手术，横结肠单腔造口术。术后第2天查房发现：肠造口无排泄，肠造口9点钟至3点钟的黏膜发黑。肠造口周围皮肤可见瘀斑……

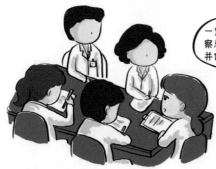

一定提醒每班护士要注意观察患者的肠造口黏膜的变化，并做好记录和交接班。

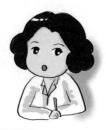

刘医生，患者术后第11天，肠造口目前是椭圆形，造口被75%黄色腐肉组织覆盖，这几天都没有什么变化，腐肉组织也局限了，没有进展。

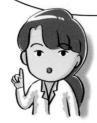

今天，我已用生理盐水清洗后用剪刀逐渐清除了松脱的黄色腐肉组织。但发现9:00~3:00方向出现肠造口皮肤黏膜分离。范老师，麻烦您去处理一下。

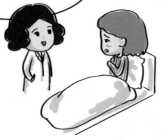

陈阿姨，刘医生说您的肠造口发生了皮肤黏膜分离，我过来帮您看看。

是的范老师，我很担心，会不会还要开第二刀呀，造口和周围的皮肤是分开的，肠子会不会掉下去呀？

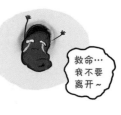

救命…我不要离开~

造口师范范开始为陈阿姨仔细检查起来……

陈阿姨，你的肠造口虽然分离的范围不小，但探查到深度只有1~1.5 cm，发生这种情况是由于之前您的肠造口出现了部分的缺血坏死，坏死组织清创后，皮肤和肠造口黏膜之间就形成了创面。

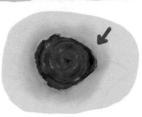

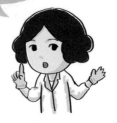

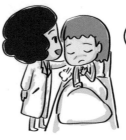

唉，这下我就放心了！

陈阿姨，你不要担心，这种情况经过局部用药是可以治好的。

局部用药

①分离创面处给予藻酸盐敷料处理。

②防漏膏覆盖藻酸盐敷料后佩戴凸面造口底盘+造口腰带。

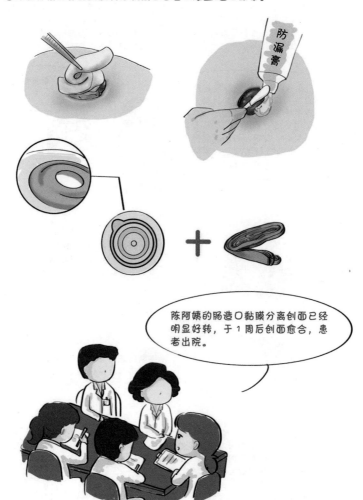

第十一节 造口旁疝合并造口周围恶性肿瘤的宣教

造口旁疝合并造口周围恶性肿瘤

赵先生，52岁，是一名直肠癌术后1年、乙状结肠造口患者。3个月前用力咳嗽后自觉肠造口周围有坠胀感，发现左右腹部不对称，左下腹肠造口周围局部隆起，1个月前发现肠造口的边缘有花生粒大小的肿块，肿块越来越大，气味越来越难闻，无出血，即就诊于造口门诊。

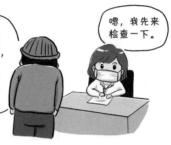

小李，你看我腹部左右两侧不对称，肠造口周围鼓鼓的，造口原来像朵小花，现在越来越大，跟花菜一样，造口袋都装不下了。另外，我现在只能用保鲜袋套着，气味也越来越大，我都不敢出门，怕别人说我……

嗯，我先来检查一下。

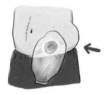

站立时造口周围局部隆起，大小约5cm，左右腹部不对称。

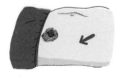

平躺腹肌松弛后造口周围局部隆起完全消退。

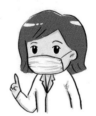

赵先生，您这个情况应该是造口旁疝合并肠造口周围肿瘤，根据您现在的情况需要使用柔软、材质温和、较大容量的一件式开口造口袋。

我现在指导您**正确的处理方法：**

①清洗干净肠造口及周围皮肤，动作轻柔，不要用力擦拭和撕除造口袋，避免碰撞造口部位引起出血。

②为了避免肿瘤和造口袋的摩擦，在造口袋内放入纱布和少量气体。

③粘贴的造口袋边缘仅有3cm，为了加强粘贴的稳固性，可使用造口边缘的粘贴环，造口袋1/3满时需及时排放。

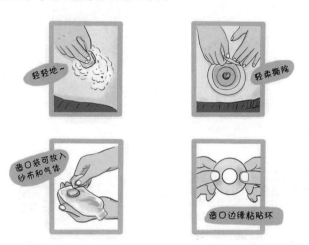

还需要**正确佩戴造口弹性腹带：**

①您平躺放松腹肌，造口旁疝可自行回纳后佩戴造口弹性腹带。

②佩戴后患者取站立体位，肠造口局部无隆起，局部肿胀感消退，

③卧床休息睡觉时可取下造口弹性腹带，但是离床活动时必须佩戴。

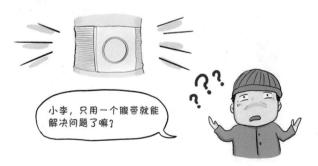

不能，除了使用造口腹带您还需要严格减轻体重，咳嗽时需用手压住造口部位，减少腹压。此外，还要注意保持大便通畅，避免腹压增高。

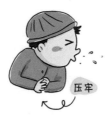

压牢

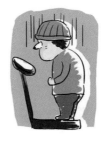

如果您出现大便通畅伴有腹痛、腹胀的情况，需要立刻来院就诊的。

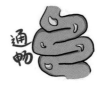

通畅

还有，我建议您马上去找医生诊治下，看是否需要行手术治疗。

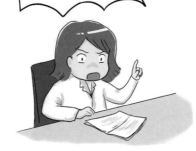

好……好的，我现在就去找我的主治医生，谢谢。

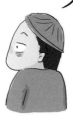

第五章

相关专利与创新

第一节　相关专利

专利一：泌尿造口尿液临时收集器

专利号：ZL201921785972.0

发明人：王静、杨亚平、陆宇霞、孙洁。

设计目的：更换泌尿造口袋的时候，防止因尿液的外溢而终止操作。

设计简要介绍：

1. 外形　尖头蘑菇状，小巧（图5-1-1）。

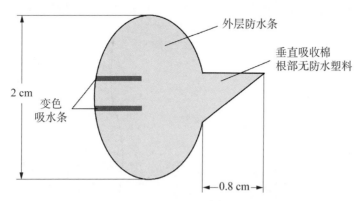

外层防水条

垂直吸收棉
根部无防水塑料

2 cm

变色
吸水条

0.8 cm

图5-1-1　泌尿造口尿液临时收集器

2. 材质　有垂直吸收功能的棉片呈蘑菇伞状，实心，棉片柔软。

3. 功能

(1) 操作时可以打开包装并直接插入泌尿造口,吸收尿液,保持造口周围干燥,方便操作者。

(2) 蘑菇伞状部分有绿色显色条,根据尿液吸收的程度变成黄色,提示操作者更换或者加快操作速度等。

操作流程:

(1) 打开单包装后,直接插入泌尿造口,吸收尿液。

(2) 蘑菇伞状底部的显示条全线变成黄色时再更换一个即可,直至更换造口底盘结束后取下,扔至污物收集袋中。

(3) 安装造口袋,操作结束。

(4) 具体操作流程如图 5-1-2~图 5-1-5 所示。

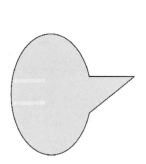 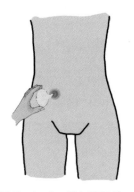

图 5-1-2　尿液显示条未变色　　　图 5-1-3　插入泌尿造口

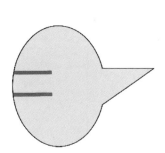 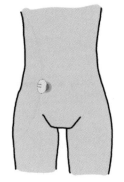

图 5-1-4　尿液显示条已变色　　　图 5-1-5　尿液显示条变色需要更换或去除收集器

专利二:造口底盘修剪辅助工具

专利号:ZL201921722416.9

发明人:王静、杨亚平。

设计目的:帮助操作者依样画葫芦地修剪造口底盘的孔径,可一次成型。

设计简要介绍:

1. 外形和材质　辅助工具的材料为薄膜材质,底部低黏度。内层装有具有黏合性、可成型的彩色沙泥。辅助工具一边的中间有了开口,内边有延展性。

2. 大小及形状　12 cm×12 cm 正方形,中间为空心,4 边各有 2 cm 的边框(图 5-1-6)。

3. 功能　帮助取形,修剪造口底盘的孔径。

操作流程:

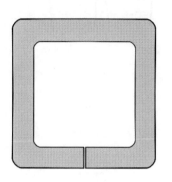

图 5-1-6　造口底盘修剪辅助工具

(1) 取出修剪辅助工具,套在造口外面,由四边往中间推沙泥,直到需要的图形后,在中间开口处打开并取下。

(2) 放置在需要修剪的造口底盘的合适位置,依葫芦画瓢地修剪造口底盘的孔径。

(3) 修剪后取下辅助用具,弃去。

(4) 具体操作流程如图 5-1-7~图 5-1-13 所示。

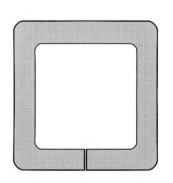

图 5-1-7　造口底盘修剪辅助工具

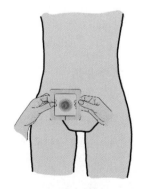

图 5-1-8　套在造口外紧贴皮肤

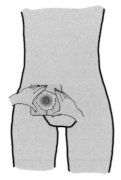

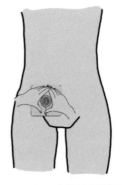

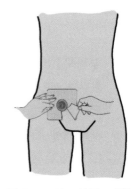

图 5 - 1 - 9　将沙泥推向
　　　　　　 中间

图 5 - 1 - 10　直到沙泥推至
　　　　　　　 合适位置

图 5 - 1 - 11　从开口处取
　　　　　　　 出辅助工具

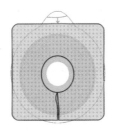

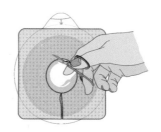

图 5 - 1 - 12　贴在造口底盘上

图 5 - 1 - 13　按图形修剪造
　　　　　　　 口底盘孔径

专利三：造口狭窄扩张器

专利号：ZL201921932003.3

发明人：王静、杨亚平。

设计目的：为造口狭窄患者提供一款充气式、与手指柔软度及粗细相似的代用品，方便临床和患者使用。

设计简要介绍：

1. 外形　手指造型，一套有 4 只，大小分别是小指、无名指、中指及示指，配备专用冲洗针筒（图 5 - 1 - 14）。

2. 材质　PVC 材质，有充气单向阀门（针筒插入后活塞被打开，可以充气；针筒拔出后，单向阀自动关闭，不会漏气）。充气后，分别可以把 4 个手指模型扩大为小指、无名指、中指及示指的大小，且软硬度正好符合临床要求。

3. 功能　造口狭窄时代替手指扩张造口。

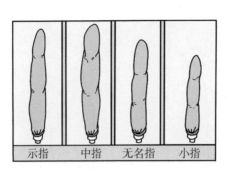
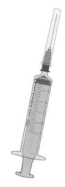

图 5 - 1 - 14　造口狭窄扩张器

操作流程：

（1）根据需要取出合适大小的扩张器。

（2）根据要求充气，并检查扩张器的软硬度。

（3）将充气后的扩张器插入狭窄造口中进行扩张。

（4）取出扩张器，用专用针筒插入抽出气体，清洗后备用。

（5）具体操作流程如图 5 - 1 - 15～图 5 - 1 - 19所示。

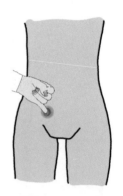

图 5 - 1 - 15　临床上采用手指扩张造口

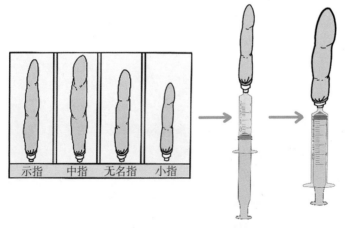

图 5 - 1 - 16　取出合适大小的扩张器进行充气

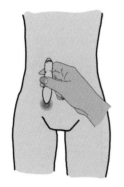

图5-1-17 将充气后的扩张器放入狭窄造口中

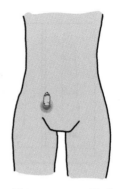

图5-1-18 用手指扩张器扩张造口

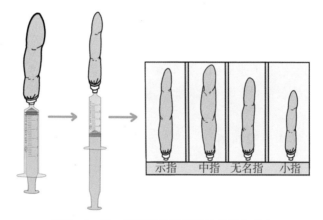

图5-1-19 扩张器使用后清洁并放气保存

专利四:A梦造口宣教围裙

版权号:国作登字-2020-F-00987739

发明人:王静、徐志莺、钟献满、王娟、范志敏、桑莉莉。

设计目的:趣味仿真,集合消化系统和泌尿系统的结构,通过仿真演示,让患者和学生了解造口术的相关知识。

设计简要介绍:

1. 外形 多层围裙,分别是胃肠层、泌尿系统层等(图5-1-20、图5-1-21)。

2. 材质 脏器均由毛线等织物构成,外层有双色珠片,以呈现正常组织

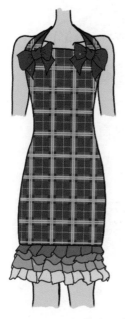

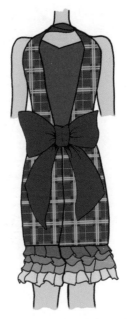

图 5-1-20　A 梦造口宣教
围裙(正面观)

图 5-1-21　A 梦造口宣教
围裙(反面观)

和病变组织。

3. 功能

(1) 可以直观形象地了解人体的胃肠结构、泌尿系统结构及各类造口。

(2) 作为临床宣教模具,使用方便,展示直观,使患者和家属积极配合手术治疗。

(3) 因有造口模型,护理人员可以用模具为患者和家属进行造口护理示教。

(4) 可以用于学生的带教和课堂上使用。

操作流程:

(1) 讲解者根据需要组装好物件及层数。

(2) 讲解者穿上宣教围裙,进行讲解。

(3) 具体功能层如图 5-1-22、图 5-1-23 所示。

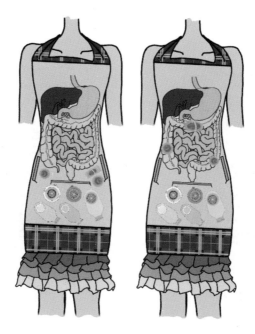

图 5-1-22　胃肠结构

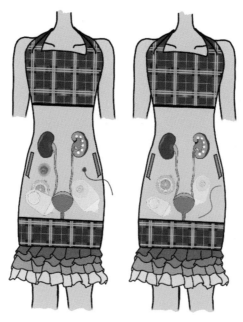

图 5-1-23　泌尿系统结构

第二节　创　新

创新版权一:造口相关临床问题教学模具。

版权号:国作登字- 2020 - F - 00989258

发明人:王静、徐志莺、何琳、刘辉、桑莉莉。

设计目的:把临床上的造口并发症、造口周围并发症及相关临床问题,应用软陶制作成教学模具,形象生动,可用于临床教学及患者宣教。

设计简要介绍:

1. **外形**　根据造口并发症、造口周围并发症及相关临床问题临摹制作36 个模具(图 5 - 2 - 1～图 5 - 2 - 6)。

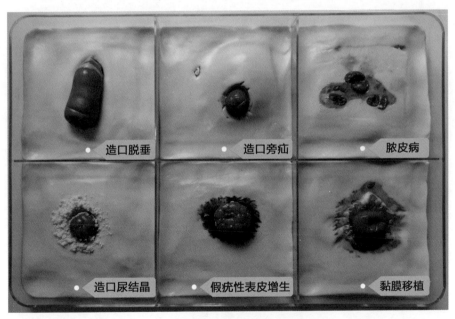

图 5 - 2 - 1　造口相关临床问题教学模具(一)

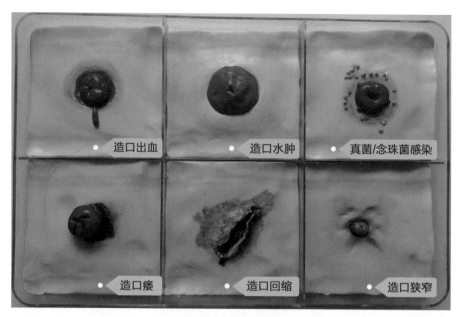

图5-2-2　造口相关临床问题教学模具(二)

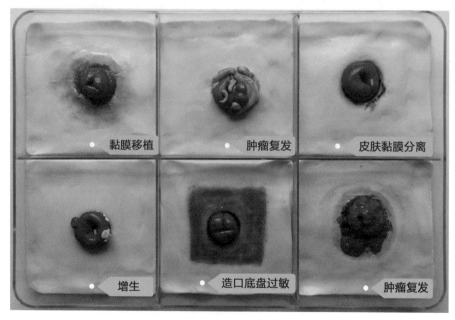

图5-2-3　造口相关临床问题教学模具(三)

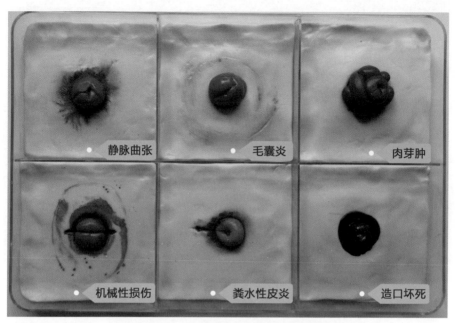

图 5-2-4 造口相关临床问题教学模具(四)

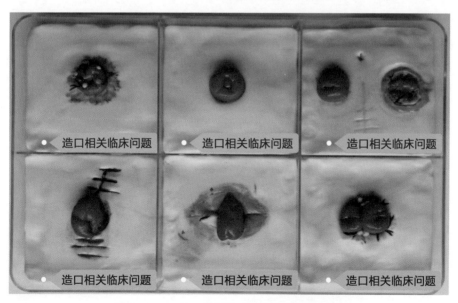

图 5-2-5 造口相关临床问题教学模具(五)

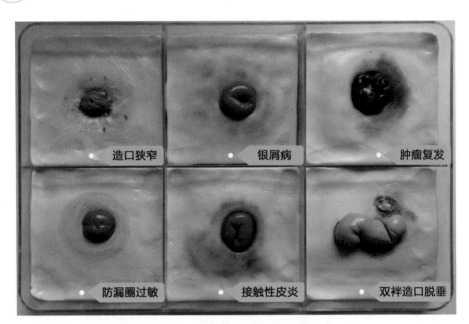

图 5-2-6 造口相关临床问题教学模具(六)

2. 材质 软陶。

3. 功能 用于临床教学及患者宣教。

References »

参 考 文 献

［1］姚泰. 生理学［M］. 第 6 版. 北京：人民卫生出版社,2004.

［2］柏树令. 系统解剖学［M］. 北京：人民卫生出版社,2010.

［3］陈孝平,汪建平. 外科学［M］. 第 8 版. 北京：人民卫生出版社,2013.

［4］严仲瑜,万远廉. 消化道肿瘤外科学［M］. 北京：北京大学医学出版社,2003.

［5］万远廉,严仲瑜,刘玉村. 腹部外科手术学［M］. 北京：北京大学医学出版社,2010.

［6］李世拥,陈坤,黄彦钦,等. 实用结直肠外科学［M］. 北京：人民卫生出版社,2012.

［7］吴孟超,吴在德,黄家驷. 外科学［M］. 第 7 版. 北京：人民卫生出版社,2008

［8］叶广坡,项和平. 肠造口并发症防治进展［J］. 中国实用医药,2011,(32):246 - 248.

［9］卫莉,赵玉洲. 造口并发症的防治［M］. 郑州：河南科学技术出版社,2015.

［10］张立霞,那洁,刘筱威,等. 肠造口术后并发症的护理［J］. 吉林医学,2010,31(3):
366 - 367.

［11］刘芳腾. 肠造口并发症护理研究进展［J］. 世界华人消化杂志,2015,(19):3109 -
3116.

［12］丁炎明. 造口护理学［M］. 北京：人民卫生出版社,2017.

［13］喻德洪. 肠造口治疗［M］. 北京：人民卫生出版社,2004.

［14］喻德洪. 我国肠造口治疗的现状与展望［J］. 中华护理杂志,2005,40(6):415 - 417.

［15］王泠,胡爱玲. 伤口造口失禁专科护理［M］. 北京：人民卫生出版社,2018.

［16］张俊娥. 结肠造口护理与康复指南［M］. 北京：人民卫生出版社,2016.

［17］陈娟. 常见肠造口及周围并发症的护理进展［J］. 临床护理杂志,2012,(4):50 - 53.

［18］代文杰,陈道瑾. 造口旁疝的处理［J］. 中国现代手术学杂志,2006,(4):242 - 245.

［19］万德森,卢震海. 肠造口手术的并发症及其处理［J］. 广东医学,2009,(8):1029 -
1030.

［20］万德森,周志伟,朱建华,等. 造口康复治疗理论与实践［M］. 北京：中国医药科技出
版社,2006.

［21］黄漫容,肖萍,李敏宜,等. 腹会阴联合直肠癌根治术后造口旁瘘的护理［J］. 中华护
理杂志,2012,(03):265 - 266.

［22］胡爱玲,郑美春,李伟娟. 现代伤口与肠造口临床护理实践［M］. 北京：中国协和医
科大学出版社,2010.

［23］陈海红,黎少芳. 出院随访对减少直肠癌造口患者康复期并发症的影响研究［J］. 当

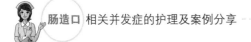

代护士(专科版),2010,(10):44 - 45.

[24] 程芳,孟爱风,羊丽芳,等.同伴教育对永久性结肠造口患者术后早期社会心理适应的影响[J].中华护理杂志,2013,48(2):107 - 108.

[25] 徐洪莲,何海燕,蔡蓓丽,等.回肠造口类水性皮炎的原因分析及对策[J].中华护理杂志,2011,46(3):247 - 249.

[26] 戴晓冬,张莉萍,杨宁琍.结肠灌洗在永久性结肠造口患者中的临床应用进展[J].护士进修杂志,2012,27(23):2129 - 2131.

[27] 唐健雄,陈革.造口旁疝的诊断和治疗[J].中国实用外科杂志,2008,(12):1068 - 1069.

[28] 徐洪莲,王汉涛,傅传刚.造口旁疝的非手术治疗[J].结直肠肛门外科,2006,12(2):76 - 78.

[29] 戴晓冬,李华珠,杨宁琍.51 例 Miles 术后造口并发症的原因分析与护理[J].中华护理杂志,2010,(9):799 - 800.

[30] 吴仙蓉.直肠癌 Miles 术后结肠造口早期并发症的原因分析及处理对策[J].岭南现代临床外科,2012,(5):307 - 309.

[31] 胡爱玲,结肠造口患者的适应与自我、护理能力、社会支持相关性研究[D].广州:中山大学,2008.

[32] 温咏珊,张惠芹.造口患者造口底盘渗漏的原因分析及护理对策[J].现代临床护理,2015,(7):50 - 52.

[33] 朱开梅.肠造口皮肤黏膜分离合并造口回缩的护理干预[J].护理学杂志,2010,(16):38 - 39.

[34] 胡妍妍.护理干预对提高造口患者康复期生活质量的研究进展[J].护理实践与研究,2010,7(22):120 - 122

[35] 杨跃进,王强.永久性结肠造瘘术后并发症分析及应对策略[J].结直肠肛门外科,2014,(6):405 - 407.

[36] 曾少娜.预防性回肠造口周围粪水性皮炎的护理[J].全科护理,2012,10(1):52 - 53.

[37] 屠世良,叶再元,邹寿椿,等.结肠造口并发症与相关因素分析[J].中华胃肠外科杂志,2003,6(3):157 - 160.

[38] 刘砚燕,袁长蓉.肠造口患者术后适应水平影响因素的研究进展[J].中华护理杂志,2012,47(4):379 - 382.

[39] 马雪玲,王玉珏.肠造口患者性生活的影响因素及护理进展[J].护士进修杂志,2014,(22):2041 - 2043.

[40] 张惠芹,黄漫容,郑美春.伤口造口失禁患者个案护理[M].北京:中国医药科技出版社,2017.

[41] 胡爱玲,郑美春,李伟娟.现代伤口与肠造口临床护理实践[M].北京:中国协和医科大学出版社,2010.

[42] 刘芳腾,楼茜洁,邹霞,等.肠造口并发症护理研究进展[J].世界华人消化杂志,2015,23(19):3109 - 3116.

[43] 宋艳丽,王继忠,刘君.肠造口用品:发展·现状·展望[J].中华护理杂志,2005,

6(40):433.

[44] 裴新荣,杜月娥,龙菲菲.肠造口皮肤黏膜分离患者的循证护理[J].护理研究,2014,(10):1239-1240.

[45] 施婕,罗比可,刘琳.41例肠造口患者造口皮肤黏膜分离的护理[J].中华护理杂志,2011,46(3):243-244.

[46] 洪涛.10例回肠造口患者造口周围凹陷伴造口回缩及皮炎的护理[J].护理学报,2014,(18):39-40.

[47] 朱色,谢春晓,吴娟.造口周围皮肤并发症危险因素的研究进展[J]临床皮肤科杂志,2015,(2):126-128.

[48] 王淑红,丁世娟,王岩.直肠癌术后患者造口并发症的预防与护理[J].护理学杂志,2013,(6):35-36.

[49] 朱小妹,谌永毅,刘爱忠,等.造口患者性体验现状及其影响因素研究[J].中国护理管理,2014,(11):1153-1157.

[50] 汤云,程孝惠.肠造口皮肤黏膜分离的处理在糖尿病者中的应用[J].江苏医药,2014,(3):359-360.

[51] 丁惠芳,郑美春.肠造口术后造口袋的粘贴技巧[J].中华护理杂志,2002,37(6):49.

[52] 许勤,程芳,戴晓冬,等.永久性结肠造口患者心理社会适应及相关因素分析[J].中华护理杂志,2010,45(10):883-885.

[53] 郑美春,王玲燕,张惠芹.出院后永久性乙状结肠造口并发症及护理对策[J].广东医学,2009,30(8):1033-1035.

[54] 潘志忠,周志伟,万德森.造口旁疝的诊治[J].大肠肛门病外科杂志,2002,(4):219-221. M

[55] 黄漫容,彭利芬,李敏宜,等.1例造口回缩合并造口旁伤口深部感染患者的护理[J].护理学报,2014,(1):49-51.

[56] Waston JM, Nicol L, Dondaldsons, et al. Complication of stoma: their aetiology and management [J]. Br J Community Nurs, 2014,18(3):111-116.

[57] Shabbir J. Britton DC. Stoma complications:a literature overview [J]. Colorectal Dis., 2010,12:958-964.

[58] Nyback H, Jemec GBE. Skin problem in stoma patients [J]. J Eur Acad Dermatol, 2010,24(3):249-257.

[59] Cheng F, Xu Q, Dai XD, et al. Evaluation of the expert patient program in a Chinese population with permanent colostomy [J]. Cancer Nurs, 2012,35(1):E27.

[60] Wang L, Zhou JL, Yang N, et al. Ectopic variceal bleeding from colonic stoma two case reports [J]. Medicine, 2015,94(2):1-4.

[61] Salvdalena G. Incidence of complications of stoma and peristomal skin among individuals with colostomy, ileostomy and urostomy a systematic review [J]. J Wound Ostomy Contience Nurs, 2008,35(6):596-609.

[62] Butle DL. Early postoperative complications following ostomy surgery:a review [J]. J Wound Ostomy Contience Nurs, 2009,36(5):513-526.

［63］ Altschuler A，Ramirez M，Grant M，et al. The influence of husbands' or male partners' support on women's psychosocial adjustment to having an ostomy resulting from colorectal cancer［J］. J Wound Ostomy Continence Nurs，2009,36(3)：299－305.

［64］ Antonacopoulou E，Gabriel Y. Emotion，learning and organizational change：towards an integration of psychoanalytic and other perspectives［J］. J Organisational Change，2001,14(5)：435－451.

［65］ Maydick D. A descriptive study assessing quality of life for adults with a permanent ostomy and the influence of preoperative stoma site marking［J］. Ostomy Wound Manage，2016,62(5)：14－24.

［66］ Annam V，Panduranga C，Kodandaswamy C，et al. Primary mucinous adenocarcinoma in an ileostomy with adjacent skin invasion：a late complication of surgery for colitis［J］. J Gastrointest Cancer，2008,39(1－4)：138－140.

［67］ Tallman NJ，Cobb MD，Grant M，et al. Colostomy issues most important to wound ostomy and continence nurses［J］. J Wound Ostomy Continence Nurs，2015,42(5)：487－493.

［68］ McKenzie F，White CA，Kendall S，et al. Psychological impact of colostomy pouch change and disposal［J］. Br J Nurs，2006,15(6)：308－316.

［69］ Carnaghan H，Johnson H，Eaton S，et al. Effectiveness of the antegrade colonic enema stopper at preventing stomal stenosis：long-term follow-up［J］. Eur J Pediatr Surg，2012,22(1)：26－28.

［70］ Kann BR. Early stomal complications［J］. Clin Colon Rectal Surg，2008,21(1)：23－30.

［71］ Rashid OM，Nagahashi M，Takabe K. Minimally invasive colostomy revision for palliation of large stomal prolapse and an adherent sliding peristomal［J］. Am Surg，2013,79(4)：167－168.

［72］ Clarke-Neill S，Farbrot A，Lagerstedt-Eidrup ML，et al. Is it feasible to use incontinence-associated dermatitis assessment tools in routine clinical practice in the long-term care setting? ［J］ J Wound Ostomy Cont，2015,42(4)：379.

［73］ Anaraki F，Vafaie M，Behboo R，et al. Quality of life outcomes in patients living with stoma［J］. Indian J Palliat Care，2012,18(3)：176－180.

［74］ Nyback HGB. Skin problem in stoma patients［J］. J Eur Acad Dermatol Venereol，2010,24(3)：249－257.

［75］ Kann BR. Early stomal complications［J］. Clin Colon Rectal Surg，2008,21(1)：23－30.

［76］ Waston AJ，Nicol L，Dondaldson S，et al. Complication of stoma：their aetiology and manage-ment［J］. Br Community Nurs，2014,18(3)：111－116.

［77］ Ballas K，Rafailidis SF，Symeonidis N，et al. Prevention of parastomal hernia. Is it Possible? ［J］. Ann Surgery，2010,251(2)：385.

［78］ Bannister J，Jates SP. Peristomal varices-life threatening or luminal［J］. Ann Coll

Surg Engl，2006,88(5):W6 – W8.

[79] Kent DJ，Long MA，Bauer C. Does colostomy irrigation affect functional outcomes and quality of life in persons with a colostomy [J]. J Wound Ostomy Continence Nurs，2015,42(2):155 – 161.

[80] Robertson L，Leung E，Hughes D，et al. Prospective analysis of stoma-related complications [J]. Colorectal Dis，2005,7(3):279 – 285.

[81] Black P. Procedures for patients with a colostomy [J]. J Wound Care，2011,22 (3):121 – 124.

[82] Varma S. Issues in for with a colostomy a review [J]. Br J Nurs，2009,18(4): S15 – S18.

图书在版编目(CIP)数据

肠造口相关并发症的护理及案例分享/王静主编. —上海:复旦大学出版社,2020.12
ISBN 978-7-309-15355-2

Ⅰ.①肠… Ⅱ.①王… Ⅲ.①肠疾病-造口术-并发症-护理 Ⅳ.①R473.57

中国版本图书馆 CIP 数据核字(2020)第 215180 号

肠造口相关并发症的护理及案例分享
王　静　主编
责任编辑/宫建平

复旦大学出版社有限公司出版发行
上海市国权路 579 号　邮编:200433
网址:fupnet@ fudanpress.com　http://www.fudanpress.com
门市零售:86-21-65102580　团体订购:86-21-65104505
外埠邮购:86-21-65642846　出版部电话:86-21-65642845
上海丽佳制版印刷有限公司

开本 787×1092　1/16　印张 9.25　字数 147 千
2020 年 12 月第 1 版第 1 次印刷

ISBN 978-7-309-15355-2/R · 1838
定价:75.00 元

图书在版编目（CIP）数据

缓解肩部疼痛，这么练就对了：中老年大图大字版 / 闫琪，人邮体育编著. -- 北京：人民邮电出版社，2023.2
ISBN 978-7-115-60215-2

Ⅰ．①缓… Ⅱ．①闫… ②人… Ⅲ．①肩关节—运动功能—康复训练 Ⅳ．①R684.09

中国版本图书馆CIP数据核字(2022)第189178号

内 容 提 要

随着年龄的增长，中老年人肩关节周围各种软组织的功能会逐渐退化，容易出现肩部僵硬和疼痛的问题。如何改善肩关节功能，有效缓解肩痛？国家体育总局体育科学研究所闫琪博士在本书给出了详细阐释。

第1章从身体结构开始，首先带领读者认识肩关节的结构，理解人体是靠多个部位协调配合来维持整体功能活动的，并从运动科学的角度论证了肩关节功能强化7步法的科学性，提供了肩关节功能筛查方法，以帮助读者明确自己的薄弱环节。第2章为筛查结果不合格的读者提供了有针对性的改善练习，能够帮助读者使自己的肩关节功能恢复到比较正常的状态。第3章主要介绍缓解肩痛的锻炼方案，按照基础和进阶两个难度进行分级，读者可以根据实际的身体情况进行选择。此外，本书的最后还提供了日常生活中（钓鱼时、居家时）随时随地可以进行的肩关节功能练习，以帮助读者达到预防肩痛的目标。

◆ 编　著　闫　琪　人邮体育
责任编辑　裴　倩
责任印制　马振武

◆ 人民邮电出版社出版发行　北京市丰台区成寿寺路 11 号
邮编　100164　电子邮件　315@ptpress.com.cn
网址　https://www.ptpress.com.cn
北京瑞禾彩色印刷有限公司印刷

◆ 开本：700×1000　1/16
印张：9　　　　　　　　2023 年 2 月第 1 版
字数：106 千字　　　　2023 年 2 月北京第 1 次印刷

定价：49.80 元

读者服务热线：(010)81055296　印装质量热线：(010)81055316
反盗版热线：(010)81055315
广告经营许可证：京东市监广登字 20170147 号

缓解肩部疼痛这么练就对了

这么练就对了

（中老年大图大字版） 闫琪 人邮体育 编著

人民邮电出版社

北 京